看護・介護 そしてすべての専門職のために

看取り
最期まで「その人である」ことを支える

在宅や地域で高齢者の"周死期"を先読みする

著
川上嘉明
（東京有明医療大学教授）

MCメディカ出版

謝　辞

　本書は、下記の方々による多大なご支援とご協力によって刊行することができました。なかでも、

井口健一郎 施設長　社会福祉法人小田原福祉会
井上 薫 施設長　社会福祉法人さわらび会
大枝真弓 常務理事　社会福祉法人福祉楽団

　以上の方々からは、日々の臨床実践における事象にとどまらず、その性質を一般化したうえで、実践の場で適切な判断をくだすことができる認識と能力——実践の知——をご教授いただきました。

　また、自らの大切なご家族の看取りを成し遂げ、その経過をありのままに語ってくださいました三田幸子主任ケアマネジャー（社会福祉法人あそか会）、時田佳代子理事長（社会福祉法人小田原福祉会）、金井一薫所長（ナイチンゲール看護研究所）には、幾重にも感謝し御礼申し上げます。ありがとうございました。

　さらに、社会福祉法人小田原福祉会の徳納愛菜氏、社会福祉法人福祉楽団の川上京子氏、遠藤智津子氏の3人の管理栄養士の方々からは、高齢者の栄養管理に関する貴重なデータとご助言を頂戴しました。

　本書における一部のデータとその分析は、2022年度～2025年度 文部科学省科学研究費助成事業・基盤研究（C）（研究課題番号：22K11217）の助成を受け実施した研究成果の一部です。

　メディカ出版の編集者、佐藤いくよ氏には最初から最後まで、配慮に溢れたコーディネイトをいただきました。思う存分に執筆できたことを心から感謝しております。

2024年11月　川上嘉明

目次

謝辞 003
プロローグ 007

1章 看取りにおける「周死期」と死に向かう「軌跡モデル」

1. 死とその前後を含む「周死期」にある高齢者を看取る 012
2. 「周死期」：死に至るまでのいくつかの軌跡モデル 013

"看取り"ドキュメンタリー　ケアの専門家は在宅でどのように家族を看取ったか

母を看取る：多くの方々のご支援をいただくなか、
　　　　　末期がんの母を在宅で看取って 017
　　　　　三田 幸子（社会福祉法人 あそか会 古石場長寿サポートセンター 主任ケアマネジャー）

2章 生活のなかで、暮らしの続きのなかで看取る

1. 看取りは何をめざすのか 020
2. 生活のなかで看取る —— なぜ暮らしの場での看取りがよいのか 023
3. よい看取りを経験すると理想の看取りが見えてくる 028

"看取り"ドキュメンタリー　ケアの専門家は在宅でどのように家族を看取ったか

父を看取る：高齢者福祉に生涯を捧げ
　　　　　「自分らしく人生を生き抜く」ことを教えてくれた父 032
　　　　　時田 佳代子（社会福祉法人 小田原福祉会 理事長）

3章 暮らしのなかでの看取りの実践力を高める

1. 施設・居住系サービスで看取る：看取りの体制づくり……………… 036
2. 在宅で看取る：看取るのは家族、私たちはその家族に「伴走」する …… 044
3. 一人暮らしの高齢者を自宅で看取る ………………………………… 053
4. 死亡診断書の交付：突然死、異状死、死後のケアの実施 ………… 056
5. 関係職員のスキルづくり ……………………………………………… 059

"看取り"ドキュメンタリー　ケアの専門家はどのようにご利用者を看取るか

特別養護老人ホームでの看取り：私たちは決して見捨てない ……………… 066

井口 健一郎 (社会福祉法人 小田原福祉会 特別養護老人ホーム 潤生園 施設長)

4章 「周死期」における看取りのプロセス：看取りは段取り八分

1. 高齢者との最初の出会いのときから看取りの準備は始まっている………… 070
2. ACP、看取りケアの計画 ── 本人にとって大切なことは何か ………… 072
3. 連続的に観察しているケアの視点から「看取りの時期」が見えてくる… 076
4. 看取りの"シナリオ"を描く ………………………………………… 086
5. 本人、家族が穏やかでいられることを最大限にする ……………… 091

"看取り"ドキュメンタリー　ケアの専門家は在宅でどのように家族を看取ったか

ACPの実施事例：繰り返しACPを行い遂げた在宅ひとり死……………… 105

川上 嘉明 (東京有明医療大学 教授)

5章 鍵をにぎる家族へのケア ── 家族の意思決定を支える

1. よい信頼関係が最期とその後まで大切になる ……………………………… 108
2. コンセンサスベースド・ケア ── 本人・家族の意思決定支援 ………… 113
3. 家族の後悔を少なくする …………………………………………………… 118
4. 看取りは最後の仕上げが大切 ……………………………………………… 121

"看取り"ドキュメンタリー ケアの専門家はどのようにご利用者を看取るか

ホームホスピスでの看取り：人が生ききる日々に伴走する ………………………… 125

松本 京子（認定 NPO 法人 神戸なごみの家 理事長）

6章 「死」を認め、周死期を先読みし、 最期まで「その人であること」を支える

1. 「死」を認められないから苦しくなる ……………………………………… 128

"看取り"ドキュメンタリー ケアの専門家は在宅でどのように家族を看取ったか

夫を看取る：夫が望んだ自然死への過程 ……………………………………………… 132

金井 一薫（ナイチンゲール看護研究所 所長）

エピローグ …………………………………………………………………………… 137

プロローグ

　日本は「老衰」による死亡数が増加している、世界のなかでも珍しい国です。現在、老衰による死は死因順位の第3位、85歳以上では第1位となっています（2023年）。老衰は「高齢者で他に記載すべき死亡の原因がない、いわゆる自然死の場合のみ」に用いることとなっていますが[1)]、その「老衰」や「自然死」には、いずれも明確な診断基準がありません。

　現在のところ老衰は、「患者のQOLを考慮しながら過剰な検査・治療は行わずに老衰と診断している可能性」[2)]があり、「当事者たちと医療・介護従事者が長い時間をかけてその老化の過程を共有」[3)]した結果、医師の視点や信念、および患者・家族、ケア従事者らとの関係の中で受容される死因となっています。

　その老衰死が発生している場として、高齢者施設や自宅などの生活の場があげられます。そこでは過剰な検査・治療は行わず、本人・家族とケアを行う専門職者らが看取りの経過をともに過ごし、その帰着としての老衰死を受け入れています。

　そうした生活の場での看取りの特徴は、

・本人や家族、ケアの関係者は、その対象である高齢者がやがて死に至ることを了解している
・命の時間を延ばすより、生きている時間が穏やかであることを大切に思う
・生存のために不可欠な栄養や水分が、看取りの時期には不要となることを受け入れている

などです。

　こうした生活の場で死に至る高齢者は、比較的安らかに最期を迎えていきます。また、老衰死に限らず、上記のような特徴を持つ看取りを経験したケアの関係者や家族は、生活の場での看取りに肯定的な考えを持つようになります。

　前著『自然死の看取りケア』（メディカ出版）の中で対談した中村仁一医師（享年81歳）は、「看取りは、見とるだけでいい」と言っていました。しかし、一見「なにもしない」ように見える看取りは、なかなか受け入れられません。命の終わりが近づく人を前にすると、家族はもとより、専門職者であっても（専門職者だからこそ）死を先送りするために何かをしなければならないと思います。中村医師は、高齢者ケアの場では「延命医療」ならぬ「延命ケア」が行われると揶揄していました。

　近づく死を前に、意識してなにもしないでいることほどエネルギーがいる選択はありません。しかし、ある施設の配置医は「創られる自然死」と表現しましたが、意識してケアを控える方向への転換が、苦しみが除かれた自然に見える経過を創っていきます。

　ホスピスナース、ジュリー・マクファデン（Julie McFadden）は『Nothing to Fear』のなかで、「赤ちゃんは言葉による表現力はゼロですが、いつも不快について伝えています。臨死期にある人も同様に、眉間にしわを寄せたり、体をこわばらせたりして不快感を非言語的に伝えようとしており、

それらはケアの提供者に向けて発せられる確かなシグナルです」と述べています。そして、「どのようにケアをすればよいのか、死に向かっているその人に導いてもらいましょう」"Let the dying person guide you in how to take care of them." と言います。

　人は誰でも自分の行動を自分で選びたい、決めたいと考え、そしてその思いや考えを相手に伝えようとしています。赤ちゃんは泣いたり、むずかったりして不快感を伝えようとします。そして、お母さんたちはその原因は何かと想像をめぐらし、できるだけ不快の原因を取り除こうとします。常に赤ちゃんのために行動します。
　たとえ言語的に意思表出ができなくなった高齢者であっても、まずは高齢者が伝えようとしている不快感などのシグナルをしっかりとキャッチする。そして、どうして欲しいのか想像し、できるだけ不快や苦痛の原因などを取り除くことが必要です。誰のために看取りをするのか、常に考えなければなりません。

　暮らしの場では、死は遠ざけなければならない敵ではありません。死と向き合い受け入れることが、死をめぐる恐怖を乗り越える力となるばかりか、死に至る本人に安らぎをもたらすプロセスとなります。
　死に抗い、生存を維持することが、かえって高齢者を苦しめることがあります。残される者や専門職者の満足や免罪などのために、高齢者にとっての最善を損なってはいけません。高齢者の意思を支え、「最もよい状態に高齢者を置く」ように看取りを行うことが重要であると考えます。

　私たちは、生きる時代も場所も、民族も性も選べず、所与の今を生きていくしかありません。しかし、自分らしく生きるための選択はできます。同様に、私たちは死から逃れられず、どの病気になりいつ死ぬのか、死に方を選ぶことはできません。しかし、苦しい死は避けることができ（Death is inevitable – a bad death is not）、死のそのときまで自分であるために、生き方を選ぶことはできます。

看護、ケアがなすべきことは…
それは自然が患者に働きかけるに最も良い状態に患者を置くことである。
What nursing has to do…is to put the patient in the best condition for nature to act upon him.

F. ナイチンゲール『看護覚え書（第8版）』（現代社）

本書では、できるだけ国内外における実践報告、調査研究、書籍などを引用して、恣意的となったり、経験則だけで述べたりすることがないようにしました。また看護・介護の専門職のみならず、医療従事者、社会福祉・介護従事者、また看取りに携わる家族、すべてのケアギバーに幅広く読んでいただけるように、なるべく平易な言葉を用いて書きました。

　高齢者多死時代を迎え、「最期までその人である」ことを支える看取りのために、また最期まで自分であるために、幅広く本書がお役に立てればと願っております。

■引用・文献一覧
1）厚生労働省. 令和6年度版　死亡診断書（死体検案書）記入マニュアル
2）今永光彦, 外山哲也. 在宅医療における死因としての老衰の診断に関する調査. 日本プライマリ・ケア連合学会誌. 2018; 41: 169-175.
3）森田洋之. 夕張市の高齢者1人あたり診療費減少に対する要因分析. 社会保険旬報. 2014; 2584. 2-19.

1章

看取りにおける「周死期」と死に向かう「軌跡モデル」

1章

看取りにおける「周死期」と死に向かう「軌跡モデル」

「看取る」とは、病人のそばにいて世話をする、死期まで見守り看病する（大辞林、第四版）とあります。

臨床では、「今日は○人の看取りがありました」と単に人が亡くなったことを指すことがありますが、本書では、「生命の終わりに向かう人（とその家族）をケアすること」という意味で、「看取り（to care for the dying）」または「看取る」という言葉を用います。

1 死とその前後を含む「周死期」にある高齢者を看取る

「周産期」という言い方があります。「周」は周辺、「産」はお産、「期」は時期のことで、「周産期」とは、お産（分娩）をめぐる周りの時期、妊娠→分娩→産後のことを指します。また「周術期」という言い方もあります。外来で手術が決定し入院、麻酔・手術、術後の回復、退院して社会復帰まで、術中だけでなく手術前後を含めた一連の期間を指します。それらの期間は不安定な状態が連続し、そのため不測の事態が起こりやすいため、患者さんの変化を一連のものとしてとらえることにより総合的な医療やケアを提供します。

同じように「死」には「突然死（予期せぬ死、急死、頓死）」でない場合、時間的な経過があります。死に至る（dying）までと死（death）のそのときのみならず、死後の時期を含む一連の期間は、看

表 1-1　周死期とその5つの「相」

		周死期				
		前期 月単位	**中期** 週単位	**後期** 日単位	**臨死期** 時間単位 死の直後	**死後の時期**
身体状況	がん末期	外出を控えるようになる	部屋を出ることが困難になる	ベッドから出ることが困難になる	反応がなくなる 手足が冷たくなる 無呼吸から 下顎呼吸 呼吸停止 （死亡診断）	（ご遺体）
	心不全など	動けている	急激に増悪しベッド上となる	ベッド上で動けない		
	認知症など	ベッド上 車椅子上	食事量・水分量が減少	飲食を受けつけない		
家族		迷い 否定 逡巡	恐怖 予期的悲嘆	徐々に受容 予期的悲嘆	戸惑い 混乱 受容	お別れ 喪失悲嘆 受容
ケアの対象		本人 家族	本人 家族	本人 家族	本人 家族	家族

取り、つまり「生命の終わりに向かう人（とその家族）をケアすること」が必要な「周死期」であると言えます。看取りは、「死」が起こる前の時期、そして死、その死が起こった後の時期と、時間的につながりがあるタイムラインにしたがって提供します。

そして「周死期」は本人だけでなく、本人の家族らも死をめぐる一連の時期を乗り越えていけることが重要となります（表1-1）。

2 「周死期」：死に至るまでのいくつかの軌跡モデル

死に至るまでのいくつかの軌跡モデル

図1-1は無作為に抽出した約6,000人の高齢者について、20数年にわたりその自立の変化の様子を明らかにした秋山弘子氏の研究です[1]。男女別になっていますが、両者とも過半数の人は70代半ばから自立度が徐々に衰えていくことがわかります。このため75歳の後期高齢者になる頃から、程度の差こそあれケアが必要になっていくことを示しています。

この衰えのカーブをもとに、医師のLynn氏が提唱し、看取りを扱うときによく用いられる終末期の3つの軌跡モデル（illness trajectory）[2]を重ねてみます。縦軸で示した「身体機能」が低下し、図1-2から図1-4の赤いエリアの面積が広くなるほど、つまり自立度が低下するほど直接的なケア

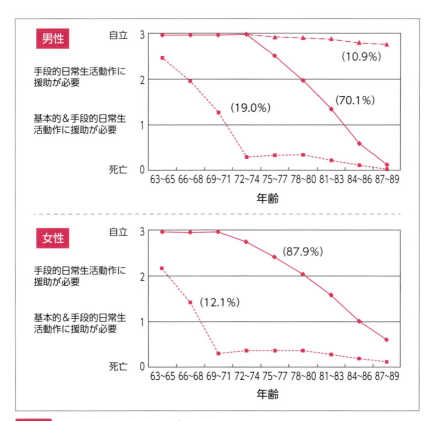

図1-1　加齢に向う自立度の変化パターン

秋山弘子. 長寿時代の科学と社会の構想. 科学. 2010; 80: 59-64.

がより多く必要になっていきます。

■ がんなどで短期に最期を迎えていく軌跡モデル

1) 医療依存度

がんの末期の場合、特に老年期になる前の若い世代は最期が近くなる時期まで比較的身体機能が保たれます。死に向かう1〜2ヵ月前より、全身倦怠感、食欲不振、疼痛、歩行困難などの症状が一気に現れるため、それらを和らげる緩和医療への依存度がより高まります。

2) 看取りの概要

がんは時間的に「一気に」死に向かうことがよくあります。先手を打ってその先に起こることを家族に伝えておくなど、先を読んだケアが必要です。また図1-2の赤いエリアのように、急激にケアの必要度が増大するため集中的なケアが必要であり、経過が急であるため、看取りが終わった後の家族へのケアも重要です。

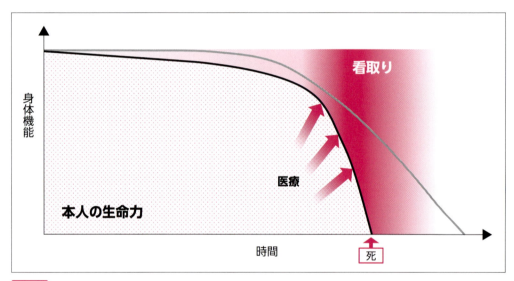

図1-2　末期がんの軌跡モデル

3) 生命予後の予測

生命予後を予測するスケールとして、月単位（1ヵ月から3ヵ月）を予測するPalliative Prognostic Score (PaP) や、週単位（1週間から1ヵ月）の予測に用いられるPalliative Prognostic Index (PPI) があります。非がんの、特に老衰や認知症で最期を迎える高齢者と異なり、覚醒度が低下し「食が一気に細る」など、さまざまな症状が集中的に一気に低下するため、比較的予後の予測が可能であると言われます。

⇒ p17【"看取り"ドキュメンタリー】ケアの専門家は在宅でどのように家族を看取ったか：母を看取る

4) 看取りの場

病院・診療所、緩和ケア病棟、施設・居住系サービス、自宅、ホームホスピス、その他

■ COPD、肺炎、心不全などにより増悪を繰り返すなか、看取りの時期を模索する軌跡モデル

1）医療依存度
急性増悪することがあり、救急対応が必要となるなど、一時的に集中的な医療を受けることを繰り返します。医療により再び回復することを期待し、最後の増悪の際も受診しますが、結果、病院で死に至ることがあります。

2）看取りの概要
徐々に身体機能が低下し、図 1-3 の赤いエリアのように、ケアへの依存度は徐々に高くなります。繰り返す増悪の経過のなかで、望ましい最期の迎え方をどのように実現していくのか、事前の準備（p72、ACP など）が重要となります。

⇒ p132【"看取り"ドキュメンタリー】ケアの専門家は在宅でどのように家族を看取ったか：夫を看取る

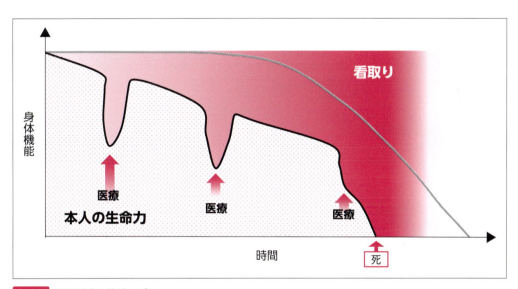

図 1-3　臓器障害の軌跡モデル

3）生命予後の予測
数年、数ヵ月の期間で悪化し、急性増悪後に何度か回復します。急性増悪と生命の終わりの時期の区別がつかないため、最期が予想しづらいと言われます。

4）看取りの場
病院・診療所、自宅、その他。施設・居住系サービスでは、入所の継続が困難なことがあります。

■ 老衰、認知症高齢者、その他、緩徐進行性に身体機能が低下するなか平均寿命まで生存し、看取りに移っていく軌跡モデル

1）医療依存度
骨折、誤嚥性肺炎などのエピソードを繰り返し、医療を受けながら進行します。

2）看取りの概要
要介護となった初期より、図 1-4 の赤いエリアのように長期的なケア（ロングターム・ケア；

long-term care）の必要度が高いまま緩徐進行性に身体機能が低下するなか、そのはじまりの時期は明確にできないものの徐々に看取りに移行していきます。

3）看取りの予後予測

悪化と軽快を繰り返し、最期が近づいたかと思うと持ち直すこともあり、一般に予後が不明確で最期の時期が予想しづらいと言われます。

4）看取りの場

施設・居住系サービス、自宅、ホームホスピス、病院・診療所

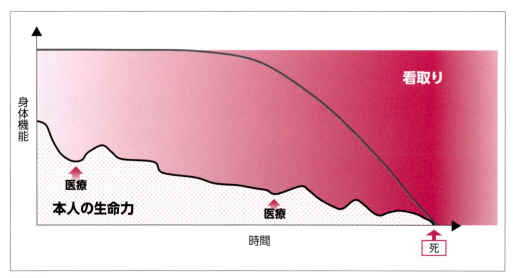

図 1-4　老衰、認知症の軌跡モデル

以上、3つの「モデル」を示しましたが、個々の高齢者によってその経過にはバリエーションがあります。著者らは施設や在宅で末期がんと診断された要介護高齢者も見てきました。その多くの高齢者は特定の症状が突出して出現することもなく、ゆるやかな経過をたどっていきました。

⇒ p32【"看取り"ドキュメンタリー】ケアの専門家は在宅でどのように家族を看取ったか：父を看取る

■引用・文献一覧
1）秋山弘子．長寿時代の科学と社会の構想．科学．2010; 80: 59-64.
2）Lunney JR, Lynn J, Foley DJ, et al. Patterns of Functional Decline at the End of Life. JAMA. 2003; 289: 2387-92

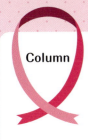

Column

【"看取り"ドキュメンタリー】
ケアの専門家は在宅でどのように家族を看取ったか：母を看取る

多くの方々のご支援をいただくなか、末期がんの母を在宅で看取って
― 52年間住み続けた都営住宅で ―

■ 社会福祉法人 あそか会 古石場長寿サポートセンター（地域包括支援センター）
■ 主任ケアマネジャー　三田 幸子

　東京23区内の地域包括支援センターで、主任ケアマネジャーをしております。大学卒業後、在宅介護支援センターの相談員としてのキャリアからはじまり、30年以上地域ケアに取り組んでまいりました。高齢者看取りのケースも数多く担当してきましたが、まさか自分自身が母を自宅で看取るとは思いもよりませんでした。

　母は定期的にかかりつけ医に通院をしていました。ある頃から体調がすぐれないことを自覚するようになっており、冬の2月、それを主治医に伝え検査をしていただきました。すると、まったく予想もしていなかったことに、腎盂がんが見つかりました。それもすでに肺に転移しており、がんの末期の状態であるとのことでした。"青天の霹靂"とはこのことであり、体調不良の原因のみならず、余命までわかることになってしまったのです。

　ACP（人生会議）を意識していたわけではありませんが、元気なころから母と一人娘の私は、重篤な病気と診断されたとき、どうしたいかということを折に触れ話題にしておりました。最期の希望を日常的に話題にしていたこともあり、**「積極的な治療はせず、緩和ケアに徹する」という方針が二人の間ですんなりと決まりました。**

　末期がんと診断されたその日に、主治医に訪問診療をお願いしました。また、知り合いのケアマネジャーに、母を担当していただけないかと打診し、快く引き受けていただけました。通っていたデイサービスには「もう行きたくない」と言うので、ケアマネジャーと「本人の意思を大切にして、思いどおりにしよう」と話し合い、利用を終了することにしました。家事はできていましたので、好きなように食事作りなどは続けてもらう計画にして、まずは医療保険を使って訪問看護を入れることにしました。

　末期がんと診断されてから1ヵ月ほどすると、横になって過ごす時間が多くなっていきました。「布団より介護用ベッドの方が楽だよ」とアドバイスしてみましたが、本人は受け入れません。主治医からも勧めていただきしぶしぶレンタルを開始したところ、使って1時間もしないうちに「もっと早く借りればよかった。起き上がるのがとても楽だわ」とさらっと言ったものです。

　「（都営住宅の）この家では死なない。ここで人が亡くなったことを次に入る人が知ったら、きっと嫌な思いをするから」と、母は家で最期を迎えることに否定的でした。主治医に相談し、まず緩和ケア病院にエントリーしておき、母の変化の状態をうかがいながら入院のタイミングを図ることにしました。

　診断後3ヵ月が経過し、長い月単位から短い月単位に「だんだん」変化する様子が見られま

した。そろそろ緩和ケア病院に入院するタイミングかと思われたとき、母は主治医に「やっぱり、この家にいたい」と訴えるようになりました。そのとき私は主治医の視線をしっかりとらえ、アイコンタクトで「母の気持ちを大切にしたい。この家でいちばんいい看取りをする」ことを訴えました。私は、「母は家で看取る」ことの腹を決めたのです。

ケアマネジャーにもそのことを伝え、あらためて看取りのケアプランをお願いしました。職場の仲間にも打ち明けたところ、誰もが「協力するよ」と二つ返事で言ってくださり、とても心強くうれしい思いでいっぱいになりました。

せっかく自宅で最期まで過ごすと決めたのだから、88歳の誕生日までがんばろうと目標を立てました。同じ階の母と仲の良い友だちは、「お正月も一緒に迎えましょうよ」と、さらに大きな目標を提案してくださいましたが、母は「さすがにそこまでは無理かな」と笑顔で応えていました。

元来おしゃべり好きな母なので、訪問してくださる近所の方にも病状のことをすべて打ち明け、訪問看護師の方などと長時間話をしており、ご迷惑をおかけしたのではと思っております。私は仕事を続けながら、連絡ノートやLINEで皆さんと情報交換をしておりました。

痛みが徐々に強くなっていき、ベッドから離れる時間が少なくなり、「うとうと」する時間が長くなっていきました。**週単位から、徐々に日単位の感覚で変化しているように見えました。**

「今日は（母の父親である）大阪のおじいちゃんや姉さんが来た。会ったことはないけど親戚の人たちが来ていったよ」と言ったかと思うと、別の日にはチャイムなど鳴っていないのに、「今チャイムが鳴ったから、誰か来たから玄関をあけてちょうだい」と言うようになりました。私は、

きっとご先祖様が「そろそろお迎えのときだよ」と知らせに来てくれたのではと思いました。

20年前に他界した大好きな夫（私の父）が「まだ来てくれない」と怒っていましたが、私の息子が「じいじは三途の川で待っているよ」と言い、母も私もなぜか納得していました。

夏真っ盛りの時期になっていましたので、清拭をして着替えをし、シーツ交換もしたほうがさっぱりしていいかと思い、毎朝出勤前に汗だくでこなしました。清潔で気持ちのよい状態にしてあげたいという思いもありましたが、「きちんとしていないといけない」という、介護業界のプロとしての私のプライドがそうさせたのかもしれません。

診断から約半年後の9月、都内はまだ熱波が続いていました。私は母の隣に布団を敷いて寝ていたのですが、息をしている母を見たあと、不思議と深い眠りに引き込まれてしまいました。**そして目を覚まし気がつくと、母は静かになっており、じいじのところへ旅立った後でした。**

誕生日の1週間前にお迎えが来て、米寿までという目標は達成できませんでしたが、大好きなわが家で最後まで暮らすことができ、母は満足していると思います。新型コロナウイルス感染拡大の真っ只中のことでしたが、点滴の代わりに毎日好物の甘酒を飲む母と、大切な一刻一刻をいつくしむように過ごすことができました。

主治医、ケアマネジャー、訪問看護師、職場の同僚、ご近所の方々の支えのなか、母は最期まで母らしく、その人生を過ごすことができたのではないかと振り返りをしております。

私自身は、地域ケアのプロとして経過を冷静に判断しながら、また父と母から命をいただき育てていただいた一人の娘として、大切な母をその思いどおりに見送れたのではないかと、たいへん満たされた気持ちのなかにいます。　■

2章

生活のなかで、暮らしの
続きのなかで看取る

2章

生活のなかで、暮らしの続きのなかで看取る

1 看取りは何をめざすのか

■「最期までその人であること」を支える

　ある医療関係者は、「病気は好きだが、病人は嫌いだ」と言っていました。一方、看取りを行う人の関心は病気を患う、また老い衰えるその人と家族にあり、看取りは「最期までその人である」ことを支える対人援助です。

　本書に特別に寄稿いただいた**【"看取り"ドキュメンタリー】ケアの専門家は在宅でどのように家族を看取ったか**では、「母を看取る（p17）」、「父を看取る（p32）」、「夫を看取る（p130）」において、それぞれ地域ケアのベテラン専門家、ケアの研究者がご家族の看取りの経過を詳細に描いてくださいました。

　それぞれ死に至る経過は異なりますが、次の共通点を見出すことができます。

・ご本人は意思決定がしっかりできるあいだに、**生命の終末期となったときの希望を口頭で、または書面で、家族に明確に示していました。**
・ご本人は最期までその意思をとおし、家族はその意思を尊重し、点滴ひとつすることなく最期を迎えました。
・最期のそのときは落ち着いた様子で静かであり、三人のうちお二人は家族が隣で寝ている間に旅立たれました。

　「最近の高齢者は、死に方が下手になってきた」と、ある年配の女性医師が述べていました。その理由のひとつは、自らの死を認められなくなっているからではないでしょうか。ケアの専門家が看取った方々は皆、自らの死を真正面から受け止め、ご自身の最期のそのときまでの生き方、そしてその延長上にある命の終わり方をはっきりと描いておられました。

　結果として、**ご本人が自身の思いどおりに生命の終末の時期を過ごすことで苦痛が少なく、より本人にとって望ましい最期を迎えることにつながっていました。**

　上記の3例において、看取りの専門家である家族は、本人が望んだとおりに最期までその人らしく

> 人は生きてきたように死んでいく。
> 「よき死」は、「よき生」から生まれる。
>
> 柏木哲夫（日本ホスピス・緩和ケア研究振興財団理事長）

生きられることを支えていました。**看取りは看取る側が何か特別なことをするのではなく、「最期までその人であること」を支えることが重要**であると言えるのではないでしょうか。

■ 生きている時間の長さではなく、その「質」を大切にする

　国内屈指のグローバル企業の代表取締役社長であった老紳士は、体調不良を自覚し検査をした結果、「全く予期せざることに」がんが見つかり、すでに全身に転移し手術ができない状態となっていました。そして「私は残された時間を Quality of Life を優先にしたく、多少の延命効果はあるでしょうが、副作用にみまわれる可能性がある放射線や抗ガン剤による治療は受けないことにいたしました」と新聞広告を出し[1]、親交のあった方々をホテルに招いて感謝の会（生前葬）をされました。そして、その約五ヵ月後、自宅でお亡くなりになりました。新聞広告に書かれていたとおり、**命の時間を延ばすことより、生命の質、QOL（Quality of Life）を大切にする**決断をしたのです。

　長尾和宏医師は「在宅医療の目的は『QOL×寿命』が最大になるよう工夫すること」と言います[2]。**図 2-1** においては、横軸（量、「生命の時間」）と縦軸（質、たとえば「穏やかさ」）における着色された部分の面積が最大になることが大切と言えます。

　しかし看取りは、生命の時間に限りが見えはじめる時期です。横軸の生命の時間を延ばそうとすれば「多少の延命効果はあるでしょうが、副作用にみまわれる」ことも起き、安らかで快適、苦痛がない状態（生命の質）、生活の満足度（生活の質）、人生の生きがい（人生の質）などの QOL が下がる可能性があります。量と質の両方を最大化することが難しくなります。

　本人と家族が望むなら、生命の時間を延ばす選択をすることもよいかもしれません。

　なかには「死」が迫っていることから目をそらすように、本人は嫌がっている入院治療を選び、少しでも命の時間を延ばすことを希望する家族がいます。しかし、認識しなければならないことは、**いつまでも「死の先送り」はできない**、ということです。

　日本財団の「人生の最期の迎え方に関する全国調査」[3]によれば、看取られ世代（67～81歳、N=558）の約 82％は、人生の最期について「積極的な治療を受けて、1分1秒でも長く生きる」ことより「無理に治療をせず体を楽にする」ことを優先させることに共感すると回答しています。つまり QOL の方が大切と考えているということです。本人の意思や希望を擁護し、看取りの専門家である私たちがそれを家族らにお伝えしながら、共に方向性を見出していくことが大切となります。

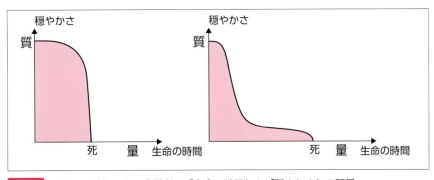

図 2-1 看取りの時期にある高齢者の「生命の時間」と「穏やかさ」の関係

中山祐次郎．幸せな死のために一刻も早くあなたにお伝えしたいこと．幻冬舎．2015．を著者が改変．

■食べないから死ぬのではない ── 死ぬ過程で食べなくなることを受け入れる

　看取りの過程では、高齢者本人の生命状態を一定に維持することができない「悪い方向」に変化していきます。そのなかで、家族らが「ほんとうに、このままにしておいていいのだろうか？」とその変化に戸惑うことのひとつは、高齢者が食べられなくなる、飲めなくなることです。

　著者らが関わっている特別養護老人ホームでは、多くの高齢者の看取りを施設内で行っています。

　久しぶりに面会に訪れたある家族は、食事がほとんど摂れなくなっている老親を見て驚きました。そして、職員に向って「餓死させるのか！」と怒鳴りました。餓死（starvation）は、「食物の摂取を絶たれる（絶つ）ことにより臓器が永久的な障害を受け死に至ること」です（Wikipedia）。職員は、本人が食べることへの関心を失い、食事を摂ることを拒否するようになっていたので食事量を控えるようにしていたのですが、この家族の一言が突き刺さり、何かたいへんなことをしているのかもしれないと怖い思いをしたとのことでした。

　日本老年医学会は医師らを対象として、アルツハイマー型認知症で経口摂取ができなくなった末期の仮想症例を示し調査を行いました[4]。その結果、約7割の医師は胃ろうなどの人工的水分・栄養補給法（Artificial Hydration and Nutrition: AHN）を施行せざるを得ないと答えました。また、そうした栄養法の差し控えは「餓死させることと同じである」と考える医師は約4割いたという結果になっています。

　餓死が悲惨であるという理由は、「食べる意思や、カロリーおよび栄養を摂りたいと欲する人が、食べられず死に至る」からではないかと考えます。

　一方、日常生活動作能力が衰え、食事が徐々に食べられなくなる高齢者は、「開眼せず開口不良」、「口の中に溜め込んで飲み込まない」、「表情険しく3口ほどでムセ込んでしまう」など、開口が悪く、溜め込んだり、拒否をしたりすることが顕著になり食事量が減少します[5]。

　また、著者らが関わっている施設でケアをしている高齢者は、食べているのに痩せていきます（p76、連続的に観察しているケアの視点から「看取りの時期」が見えてくる）。そして、死に至る高齢者は、栄養や水分が供給されなかったことで末期の状態にあるのではない、**末期の状態だからこそ、次第に飲食をしなくなります**[6]。「飲まないから死ぬのではなく、死に至る過程で飲まなくなると考えるべき」とGrantらが述べていますが[7]、その高齢者は最期が近づいているから食べなくなることを家族らとの共通理解とし（**表2-1**）、ご本人にとって「最も良い状態」をめざすことが大切です。

表2-1 最期の数日から数時間に患者に起こる変化とその管理（抜粋）. ハリソン内科学　第5版

患者の状態の変化	起こりうる合併症	家族が示しうる反応と不安	助言と介入
食欲不振	なし	患者はあきらめている。患者は空腹に苦しみ、餓死してしまうだろう	患者は死期が迫っているから食べないのであり、末期の段階で食べないことが苦痛や死の原因になるわけではないことを家族と介護者に伝えて安心させる
脱水	粘膜乾燥	患者は口渇に苦しみ、脱水で死ぬだろう	末期の脱水では症状がでる前に患者は意識を失うため、苦痛はないと家族や介護者に伝えて安心させる

2章　生活のなかで、暮らしの続きのなかで看取る

■本人、家族中心の看取りへ ── 病院スタイルの終末期ケアからの「パラダイムシフト」

　自宅で、文字どおりその腕のなかで夫の最後の息を見守った三砂氏は、「『亡くなったら呼んでください』は、医者としてはすごい言葉ではあるまいかと思う。これは、病院でのことなら、どうだろう。きっと、あの処置もして、この処置もして、いろいろ周囲があわただしく動くのだろうな、と想像してみると、そのすごさに気づく」[8] と述べています。

　生活のなかで、暮らしの続きのなかで看取ることの大切さは、本人、家族が主語となる看取りができることです。「本人が」生命の終わりに向かう自分を大切にし、「家族が」生命の終わりに向かう高齢者をケアすることができることです。暮らしの延長での看取りでは家族らが高齢者の枕元にいて、死にゆく様子を見守ります。施設でも、施設職員に呼ばれた家族が高齢者のそばで最期の様子を見守るケースが多いのではないでしょうか。

　一般病院における治療の目的は、病気からの「治癒」、「生存期間の延長」などであり、「死亡」は有害作用（potential adverse effect）とされます[9]。また医療は「死を敗北」として捉えているのではないかと言われます[10]。それらを象徴するように、病室で死亡確認がされ死後の処置を行った後は、遺体に白いシーツを頭から全身にかけ、他の患者や外来者などの目になるべく入らないように霊安室に運びます。

　在宅で看取りをしたある家族は、せっかく家族が力をあわせて看取りを行ったのにと嘆いていました。息が止まったことの連絡を受けやって来た医療者は、病室に入るように家に上がり、心音を聴診し、ペンライトで瞳孔の散大固定を確認後、「死亡を確認しました」、「ご臨終です」と判で押したように言ったとのことでした。医療者が「看取りの主語」となってその場を仕切ってしまう形となり、おのずと家族は沈痛な面持ちでふるまうことになってしまったとのことでした。**まずは看取りをしてきた家族から話を聞く姿勢が欲しかった**、とのことでした。

　ある緩和ケアの医師は「みとりは患者さんが中心にいて、そのそばにはご家族がいて、言葉がけをしたり、手をさすったりしながらご家族がみとっていくというのが本来のみとりだと思うのです」[11] と言います。自宅で夫を看取った三砂氏は「死はよそよそしくおそろしいものではなくて、わたしたちのすぐそばにあって、とても親しいものだったのだ」[8] と書いています。

　「死の医療化（medicalization）」[12] と言われて久しいですが、人生の最期を思いどおりに過ごしたい、自分たちで送ってあげたいと望む高齢者本人や家族の望みを中心に、**本人が死と向きあい、家族が看取ることを支える対人援助が必要ではないか**と思います。

2　生活のなかで看取る──なぜ暮らしの場での看取りがよいのか

■最期のそのときまで、好みの生活や習慣を維持できる

　近代医学は「患者の『人間』から病気を切り離すことによって成立したものであり、…病気を治すということは日常的な意味での『人間』を犠牲にしてはじめて成功するものである…。プライバシーも棄て去らなければならないし、治療という名の傷害も甘受しなければならないのです」[13] と砂原茂一医師は書いていました。そのプライバシーについて、特に排泄に関するそれが確保できない状態は、患者にとってたいへんな苦悩になります。

　「オムツに排泄はできない、オムツにするくらいなら死んだ方がいい」、またベッドサイドに設置さ

れたポータブルトイレについて、隣との間に仕切られたカーテン一枚の内側では音も臭いも気になって、とても排泄はできないと患者は訴えます。進行がん患者へのインタビュー調査でも、排泄のプライバシーが守られないことについては屈辱感、羞恥心の訴えが強く、一方、気兼ねなく、そして気持ちよくトイレで排泄ができることは、たとえケアを受けるようになっても優先度が高い課題のひとつとなっています [14]。

　それが自宅で過ごすとなったら、多少時間がかかろうと、あるいは床を這ってでも自力でトイレに行くことができます。実際に終末期にあっても自宅でのトイレの利用率は最期の日まで高かったという研究結果があります [15]。著者の経験において100歳を超えて安らかに亡くなったある老女は、家族の介助を受けながら最期まで綿の下着を着用し、トイレで排泄を続け、パッド一枚つけることがありませんでした。

　生活の場で看取ることのよさは何かといえば、高齢者本人が「思いどおり」の状態でいられることでしょう。生活の場では「治療」のために本人の好みの生活や習慣、嗜好など、**日常的な意味での「人間」を犠牲にする必要がありません**。ある末期のがん患者は病院から退院してきて開口一番に「**ああ、これで安心して食べないでいられる**」と言い放ちました。食べたくなければ食べないでいられますし、飲みたくなければ飲まないでいられます。

　「がまん」を強いられること、周囲に気づかいをしなければならないことは、それでなくても心身ともに辛い状況にあるのに、余計な二重の苦痛を負うことになります。生活のなかの看取りでは、好みの生活や習慣といったQOLを最優先にすることが可能となり、「心地よさ」や「安らかさ」を保つことにつながります。

> 　病気というものを注意して見つめているとき、それが個人の家であっても公共の病院であっても、経験豊かな観察者を強くひきつけることがある。
> 　それは、その病気につきもので、避けられないと一般に考えられている症状や苦痛などが、実はその病気の症状などではけっしてなくて、まったく別のことからくる症状──すなわち、新鮮な空気とか陽光、暖かさ、静かさ、清潔さ、食事の規則正しさと食事の世話などのうちのどれか、または全部が欠けていることから生じる症状であることが非常に多いということなのである。
>
> F. ナイチンゲール『看護覚え書（第8版）』（現代社）

■ 普段の暮らしと死が連続している

　国内では「老衰」死が増加の一途をたどり、2023年では死因の第3位、85歳以上死因の第1位となっています。そして2000年と比較すると、その数は9倍になっており、医療機関、特に高齢者施設や自宅での老衰による死者数が伸びています（**図2-2**）。

　ところで死因としての「老衰」には、明確な診断基準がありません。「令和6年度版　死亡診断書

（死体検案書）記入マニュアル」（厚生労働省）には、「死因としての『老衰』は、高齢者で他に記載すべき死亡の原因がない、いわゆる自然死の場合にのみ用います」とありますが、「自然死」も明確な診断基準がないのが現状です。

　老衰を死亡診断としている背景に、今永医師は「患者のQOLを考慮しながら過剰な検査・治療は行わずに老衰と診断している可能性」があるとしています[16]。また森田医師によると、本人や家族が老衰死を受容できるケースは、「当事者たちと医療・介護従事者が長い時間をかけてその老化の過程を共有したようなケースであることが多い」ということです[17]。

　病気の診断のための検査や治療によって本人が苦しむことより、QOLが維持されることが配慮されていること。また、高齢者と家族、医療やケアに関わる人たちが看取りの過程で生じる課題を乗り越え「継続的なかかわり」を持っていること。こうして、**日常の暮らしや人間関係が連続するなかで、たどりついた死が老衰死として受け止められている**ように見えます。

　暮らしの場という、生活者が落ち着いて、精神的にも安定していられる日常では、本人や家族の「常識の働き」が担保され、冷静に状況を見つめることができます。本人や家族にとってアウェーとなる病院など、非日常の空間では判断が間違うことも起こり得ます。**ホームグラウンドである普段の暮らしがある日常であればこそ、本人や家族が望む死に到達しやすい**のではないかと考えます。

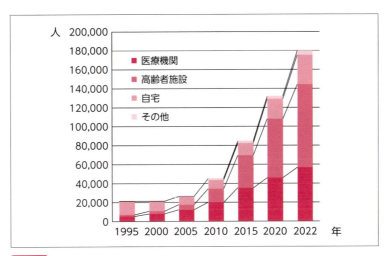

図2-2　老衰死の死亡場所別推移

厚生労働省．人口動態．2023．
※高齢者施設は、（介護）老人保健施設、老人ホーム、介護医療院の合計とした

■看取りに関わった家族は満たされる

　著者は看護師の立場で、病院、施設（特別養護老人ホーム）、在宅と異なる場所で多くの高齢者の看取りに関わり、息が止まる死の瞬間にも立ち会ってきました。病院で高齢者の最期に立ち会う家族は、多くの場合その死を拒む様子を見せ、自分の配偶者や親である高齢者の死は家族にとって悲しい体験のようでした。

　ベッドサイドに運び込まれた生体モニターの波形がフラットになるのを見ながら、「がんばって、がんばって、息をして！」と言い続ける息子。またあるときは、はじめて姿を見せた娘や息子たちが、下顎呼吸をはじめた親に同じように「がんばって」と声をかけていました。医師からの死亡宣告に肩

を落として泣き崩れる家族という病室での死は、絶望感が漂う「悲しみの場」でした。

　一方施設や在宅では、家族は看取りをはじめたときから死を受け入れており、迎えた高齢者の死は、ときに笑いがあり和やかな雰囲気が生まれました。家族にとって別れは苦しい体験であったと思われますが、最後の呼吸が終わり、二度と呼吸が起こらないことを確認した後、職員に握手を求めてくる家族もいました。また「おかげさまで、よいお別れができました」と晴れやかな表情で伝えてくださる家族もいました。家族と職員がお互いをねぎらい感謝しあい、満ち足りたひとときが自然にできあがる感じがしました[18]。

　看取りが終わった後、家族からアンケートをとるようにしていましたが、
- 何にもできなかったけれど、最後までそばにいられた
- 父に話しかけ本人の自慢だった賞状や本を読み聞かせてみたり、少しずつ水を含ませてみたり一緒の時間を過ごそうと考えた
- （看取りの経過の）**知識があって覚悟ができて、そして命が尽きていくのを家族で看取るのは、残されていく者にとっても納得のいくよい逝き方**だと思います

などと回答してくださいました。

　生活の場として施設・居住系サービスでの看取りでは、車いすでの散歩や食事介助などのケアに家族も参加していただけますし、自宅であれば家族が看取りを担うことになります。看取りの専門職らとコミュニケーションをとりながら、**高齢者の看取りの意思決定から関与し、最期のときまで一貫して関わり続けた家族の満足度は、さらに高くなると言われています**[19), 20), 21)]。

■ ご遺体がきれいである

　Ｓさん（90歳、女性）は認知症の末期であり、経管栄養の状態でした[22)]。**図2-3**の死の12ヵ月前からのBMI（Body Mass Index; 体格指数）の変化を見ていただくと、14kg/m^2 から徐々に減少し、死の4ヵ月前からさらに加速して減少の一途をたどっていることがわかります。

　また**図2-4**はＳさんの経管栄養からの経腸栄養剤と水分の注入量の推移です。死の50日前までは経腸栄養剤600mL（600kcal）に加え、600mLの水分、合計1,200mLを経管から注入していました。しかし、喘鳴と呼吸困難が現れたので、医師に相談し注入量を減らしていきました。

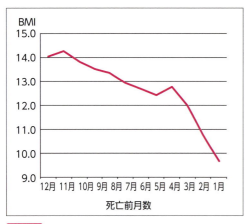

図2-3 Ｓさんの死の12ヵ月前からのBMIの変化

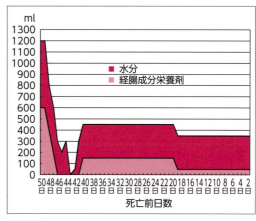

図2-4 Ｓさんの死の50日前からの経管栄養剤注入量

死の42日前頃には、無呼吸とともに、ときどき心拍が停止する様子があり、死の直前かもしれないと判断し、注入はすべて中止して家族に医師から説明を行いました。
　ところが注入をやめて半日ほど経ったころ、状態が落ち着く様子がありました。再び医師に相談し家族に説明のうえ、翌日から1日あたり150mLの栄養剤に加え、300mLの水分、合計450mLの注入を再開したところ状態が落ち着いていきました。
　しかし再び喘鳴が現れ呼吸困難のように見えたため、**死亡19日前から1日あたり50mLの栄養剤と300mLの水分、合計350mLの注入を続けるなか、ご本人は死に至りました**。亡くなる直前に体重を計測したところ、BMIは9.6 kg/m^{2}と、経口摂取で死に至る高齢者では見ることができない数値となっていました。
　こうしてご本人の呼吸の苦しさを減らすよう、医師に相談しながら注入量を変えていけるのは、生活の場での看取りのひとつの特徴だと考えます。結果的に、**吸引をする必要がなく過ごす**ことにつながります。
　本事例もそうでしたが、経口から食事と水分の摂取をして、最終的に水分もほとんど摂れず死に至った高齢者のご遺体は、皮膚が骨格にぴったり張りついているようになり、皮膚の破綻がほとんどありません。
　逆に、最期まで持続点滴を受け死に至ったご遺体のなかには、本人の目鼻立ちがわからなくなるほど顔面が浮腫で膨れたり、背面が水を含んだウレタンマットレスのような感じになったりして、体位変換をする際に背中に水が入っているような重さを感じることがあります。
　長尾医師は「枯れて死ぬ最期と、溺れ死ぬ最期では、10kg以上の体重差がある。知り合いの葬儀屋さんは『自宅で平穏死した方のご遺体はとても軽い。でも大学病院で亡くなった方のご遺体は重い』と言っていた」と書いています[23]。
　暮らしの場での看取りでは、**「必要とされる栄養量・水分量」といった「標準であること」に支配されません**。本人が表現する苦痛や安らかさを基準として医師らと相談し、水分量を減らす、あるいはゼロにして看取りを進めることができます。結果的に水分を失ったご遺体は枯れたようになり、すっきりしてきれいに見えます。つまり、ご本人にとっては、過剰な水分を処理することによる消耗が抑えられ、苦痛が少なかったのでないかと考えます。

　最近とみに、ぶよぶよした死体が多くなってきた。ナイロンの袋に水を入れたような、青白いぶよぶよ死体である。
　私が初めて湯灌・納棺の仕事を始めた昭和四十年の初期には、まだ自宅死が五割以上もあって、山麓の農家などへ行くと、枯れ枝のような死体によく出会った。
　…どう見ても、生木を裂いたような不自然なイメージがつきまとう。晩秋に枯れ葉が散るような、そんな自然な感じを与えないのである。

青木新門『納棺夫日記』増補改訂版（文藝春秋）

3 よい看取りを経験すると理想の看取りが見えてくる

■ 家族が看取りのあらたな伝承者になる

日本では1960年を境に病院や診療所で生まれる新生児の数が自宅での数を上回り（図2-5 ★）、死亡場所も1975年には自宅死に対し病院などの医療機関での死亡数が増加し逆転しました（図2-5 ▼）。現代の日本では、病院で生まれ、病院で死ぬことが標準となっています。

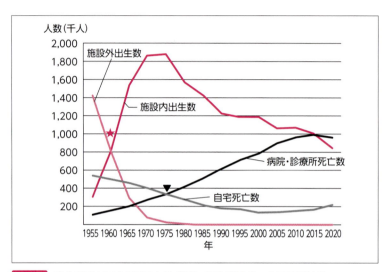

図2-5 出生場所と死亡場所の年次推移　厚生労働省．人口動態統計

しかし半世紀ほど前までは、まだ自宅死が日常的な風景のひとつでした。看取りは一般家庭における日常生活の出来事であり、1971年に発刊された『新家庭看護学 第一版』（平山宗宏ほか）には、次のように危篤時の看護について書かれています。

「患者は自分のもつすべての力をつくし死と向かいあっている。患者の避けられない死を"安らかに昇天した"と受けとめられるよう、深い思いやりの心で、その人の人生の最後を静かに、意義あるように見おくらなければならない」。

またその頃は、自宅で赤ちゃんが生まれ、家族の一員となって生活を送り、家で死んでいくという人のライフサイクルは一つの屋根の下で営まれていました。図2-6 は、漫画「サザエさん」の磯野家の間取り図です。子ども室があり、家族が集う居間があります。便所に近いところに老夫婦の「老人室」があり、老人室の前に南側に面した縁側があります[24]。

この間取りをみると、人は誕生から死までのライフサイクルにしたがって、家の中の各部屋を一周するように見えます。家族は人の「誕生」とともに、人の「死」を実際に見て、その処置の仕方を体験することで、看取りの対処方法も伝承していたと推測できます。

著者が関わる施設で高齢の父親を看取った娘たち姉妹は、点滴も酸素もない状態で、安らかに人が逝けることにたいへん驚かれました。そのとき、すでに末期がんとなっていた母親について、「家で私たちが看取ります」と宣言され、自宅で看取りをはじめました。その看取りが終了した頃にお電話をくださり、在宅医と相談しながら、点滴などの医療処置をしないで満足のいくお見送りができたこ

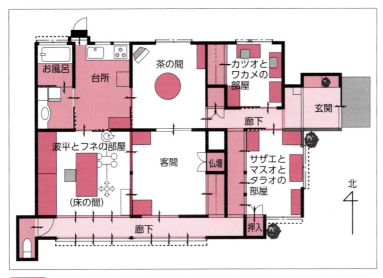

図 2-6　アニメ『サザエさん』磯野家の間取り図（公式ホームページより改変）

とを誇らしげに報告してくださったのでした[18]。

　家庭で行われていた看取りの伝承が途切れてしまった現在、**施設・居住系サービス、在宅で看取りを経験することは、現代の人々が看取りへの新たな向き合い方を得ていく**ことにつながるのではないでしょうか。

■ ケアを担う職員が「死」から学んでいく

　病院臨床を経験している医療者にとって、人の死はケアするなかで当然に起こることと認識しています。一方、特に看取りの経験がない介護職員にとって、死に向かう高齢者をケアすることは大きな課題となります。

「衰弱の一途をたどって欲しくない。なんとか良い状態になってもらいたい」
「苦しそうな様子を見ているのが辛かった。ケアワーカーの限界。何とももどかしい気持ちがした」
「入院受診も考えてもらいたい。（そうすれば）もう少し長く延命あるいは良い状態になったのではと悔やまれる」

など、著者らの施設で看取りを始めたころ、介護職員へのアンケートでは看取りに否定的な感想が少なくありませんでした[18]。

　ところが、看取りを何回か経験し、その看取りが安らかなものに見えると、介護職員の看取りへの見方が変わり、取り組み方も明らかに変わってきます。

「『命は永遠ではない』ということを、噛みしめています」
「いよいよ人生の完成のときが近づいておられると思った」
「一人ひとりの最期は本当に違うものだと実感した」
「『これが最後のおむつ交換…』とその都度、覚悟を決め臨んだ」
「生きている最中に、元気なうちに、最大限の介護をしなくては」
「高齢者の介護とは『死を看取る決心』」

など、死に至る高齢者の命を直視し、人の死からしか得られない思いを、自分の言葉にしていると感慨深く思います。

そして、次の看取りにつながる課題、つまり問題を解決するために、具体的に取り組むべき「タスク（務め）」を次のように明確に、具体的に考えるようになります。

職員に向けたアンケートでは、
「ケアプランの方針、具体策がケア会議で全ての介護職員にしっかり伝達されることが大切」
「看取りをしている部屋の臭いが気になったので、定期的な換気が必要である」
「もっと家族の面会を強く働きかけてもよかった」
「ケアの仕上げとも言えるエンゼルケアには、いろいろな介護職員が関わるべき」
「とにかく苦痛などを除き、できる限り楽に、ということが私の考える看取りのテーマ」
「面会に来られたご家族に対し、職員が丁寧に挨拶をすることを怠らないことが必要」
などと答えていました。

一方で、看取りは家族にとっても、職員にとってもストレスが大きい体験になります。そのため、以下の点も押さえておきたいと考えます。

・看取りが終わったとき、いつも何らかの悔いが残るものです。**悔いのない看取りはありません。後悔を少なくすることが大切**であると考えます。

・その時々における、「最善の選択」を積み上げて看取りは進んでいきます。**100人いれば、100とおりの看取りのプロセスと結果があります。**

・ほんとうに眠るように逝かれる高齢者もいる一方、死ぬことは、いつも楽なことではありません。**「症状の軽減がはかれたとしても、苦痛を全てとりのぞくことはできない」**[11]ことがあります。

看取りに関わった職員らは、自らの心身のメンテナンスを行いながら、さらに理想の看取りの推進者になっていければよいと考えます。

何十人と看取りをしているなかで、よい看取りとは何かと思うようになった…いい看取りをすれば、もっと看取りをしていきたいと思うようになる。

研修後のアンケートより

最初は介護職員の戸惑いも聞かれていましたが、「穏やかな表情」で亡くなる姿を見て受け入れられてきています。

研修後のアンケートより

2章　生活のなかで、暮らしの続きのなかで看取る

■引用・文献一覧

1) 日本経済新聞. 2017年11月20日.
2) 長尾和宏.「平穏死」10の条件. ブックマン社. 2012.
3) 日本財団. 人生の最期の迎え方に関する全国調査結果. 2021.
   https://www.nippon-foundation.or.jp/who/news/pr/2021/20210329-55543.html（2024年10月1日アクセス）
4) 会田薫子. 認知症末期患者に対する人工的水分・栄養補給法の施行実態とその関連要因に関する調査から. 日老医誌. 2012; 49: 71-74.
5) Kawakami Y. Decrease in food intake and mortality risks of elderly individuals indicated by the reason for decreased food intake: A retrospective cohort study. Journal of Tokyo Ariake University of Medical and Health Sciences. 2021; 13: 9-16.
6) Nowarska A. To feed or not to feed? Clinical aspects of withholding and withdrawing food and fluids at the end of life. Adv. Pall. Med. 2011; 10: 3-10.
7) Grant MD, Rudberg MA, Brody JA. Gastrostomy Placement and Mortality Among Hospitalized Medicare Beneficiaries. JAMA. 1998; 279: 1973-6.
8) 三砂ちづる. 死にゆく人のかたわらで ガンの夫を家で看取った二年二カ月. 幻冬舎. 2017.
9) MSD MANUAL Professional Version. https://www.msdmanuals.com/en-jp/professional/geriatrics/aging-and-quality-of-life/therapeutic-objectives-in-older-adults?query=cure%20elderly（2024年10月1日アクセス）
10) 小堀鷗一郎. 死を生きた人びと 訪問診療医と355人の患者. みすず書房. 2018.
11) 林章敏. 看取りのベストプラクティス. 林章敏, 池永昌之編. 死をみとる1週間. 医学書院. 2002; 1-8.
12) イヴァン・イリッチ. 脱病院化社会―医療の限界. 晶文社. 1979.
13) 砂原茂一. 医者と患者と病院と. 岩波新書. 1983.
14) Hughes A, Gudmundsdottir M, Davies B. Everyday struggling to survive: experience of the urban poor living with advanced cancer. Oncol Nurse Forum. 2007; 34: 1113-8.
15) 大岩孝司. 在宅緩和ケア―自験553例の検討から―. 肺癌. 2009; 49: 339-348.
16) 今永光彦, 外山哲也. 在宅医療における死因としての老衰の診断に関する調査. 日本プライマリ・ケア連合学会誌. 2018; 41: 169-175.
17) 森田洋之. 夕張市の高齢者1人あたり診療費減少に対する要因分析. 社会保険旬報. 2014; 2584. 2-19.
18) 川上嘉明. 穏やかに逝く. 環境新聞社. 2009.
19) Saarinen J, Mishina K, Soikkell-Jalonen A, et al. Family members' participation in palliative inpatient care: An integrative review. Scand J Caring Sci. 2023; 37: 897-908.
20) 泉田信行, 大河内二郎, 田宮菜奈子, 高齢者施設における看取りについて. 日老医誌. 2016; 53: 116-122.
21) 中里和弘, 涌井智子, 児玉寛子, 他. 終末期における医療者から家族への意思決定支援が遺族の看取りの満足度に及ぼす影響. 日老医誌 2020; 57: 163-172.
22) 川上嘉明. 自然死を創る終末期ケア. 現代社. 2008.
23) 長尾和宏. 犯人は私だった！医療職必読！「平穏死」の叶え方. 2015.
24) 竹田喜美子, 榎本裕夏. 大正デモクラシー期における中流階層の老人室と生活の検討―「婦人之友」他誌を中心に―. 学苑・近代文化研究所紀要. 2005; 778: 88-104.

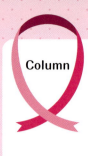

Column

【"看取り"ドキュメンタリー】
ケアの専門家は在宅でどのように家族を看取ったか：父を看取る

高齢者福祉に生涯を捧げ「自分らしく人生を生き抜く」ことを教えてくれた父

■社会福祉法人 小田原福祉会
■理事長　時田 佳代子

　間もなく父の三回忌を迎えます。2022年8月8日夜半に、94歳と11カ月弱で今生の人生を終え旅立ちました。父の人生最後の50日を傍らで過ごした日々について綴りたいと思います。

　6月19日に開催された当法人の評議員会から戻ると、父は執務室のソファーにぐったりと身体を預けて、ひどくくたびれた様子を見せました。仕事の場ではこれまで一度として見せたことのない姿でした。それまで体力の低下には気が付いていたものの、まさかそこまでのこととは思いもよらず、父の姿を見てとても戸惑いました。確かに評議員会では発言することもなく、3時のお茶菓子にも口を付けず、座っていること自体がすでに体力の限界であったのだろうと、後から振り返って当時の体調の変化が腑に落ちたくらいでした。

　法人創設以来、人生のすべてを高齢者福祉に捧げ、40年間一日も休まずに自分で車を運転して出勤していました。90歳を過ぎてもひとりで会議や出張にも出かけておりました。「少しは休んではどうですか？」との声にも「死んだらいくらでも休めるから」との言葉を返す父でした。
　数年前に「私のリビングウイル」と記された書面を渡されました。平成25年に認められたもので、終末期における意思を表明した内容でした。受け取ったときには「随分用意周到なこと。自立している父らしい」と思ったものの、いずれそのときが来るのだといった現実感は皆無でした。

　評議員会を終え帰宅したそのときから、父はベッドから起きることができなくなりました。それでもまだ最後の時間は随分と遠い先の出来事のように感じていました。しかし、やがて確実に訪れるそのときまで父の傍らで過ごしたいと思い、仕事はオンラインにさせていただきました。

　その前後に父は、ある職員に自分のケアマネジャーを引受けてほしいと依頼し、要介護認定を受ける準備をしていることを知りました。父の身近にいる職員たちは誰もが、要介護認定が出るはずないと内心思っていましたが、自宅での生活が始まった数日後、「要介護5」との認定結果が届き本当に驚きました。

　この結果には主治医の意見書が影響しているのだろうと思い当たりました。5月頃かかりつけ医を受診した際、レントゲンの画像で肺に変化があり、医療機関での検査を勧められたことがありました。医師は多分「肺がん」の疑いを持ったのだろうと思います。医療機関への紹介状を渡され、父に検査のことを伝えましたが、

2章　生活のなかで、暮らしの続きのなかで看取る

「行かない」との返事でした。その時初めて数年前に手渡された「私のリビングウイル」を思い出し、父の意思を理解しました。リビングウイルには次のような内容が認められていました。

「今、私の生命を伸ばそうと、力を尽くしてくださっている方に心から感謝します。しかし、済みませんが私の願いを聞いてください。私は今、このまま生命が尽きても、何も思い残すことはありません。ですから決して、救急車を呼ばないでください。既に病院にいるなら、人工呼吸器を付けないでください。付けられているなら外してください。自力で飲んだり食べたりできないなら、無理に口に入れないでください。点滴チューブも経管栄養も胃ろうも、昇圧剤、輸血、人口透析も含め、延命のための治療は何もしないでください。既に行われているならすべてやめてください。もし、私が苦痛を感じているようなら、モルヒネなど痛みを和らげる、緩和ケアは有難くお請けします。私はこの文書を冷静な意思の基に書いています。どうか私の最期の願いを、叶えてくださるようお願いします、決して後悔しないことを宣誓します。」

「要介護5」の結果を受け、介護サービスを利用して在宅療養の準備を整えることになりました。訪問診療、訪問看護と訪問介護は「定期巡回・随時対応型訪問介護看護」をお願いしました。このサービスは制度を検討する段階から父が関わり、制度化につなげ、その後も厚生労働省の担当官とともに日本中を行脚し、普及・啓発に努めたサービスです。在宅での暮らしを支えるための「究極のサービス」であると自信と確信を持って話していました。それはかつて当法人が措置時代に実践してきた取り組みに淵源があるからでした。

当法人は1978年に50床の特別養護老人ホームを開設したことが事業のスタートですが、この時点ですでに父は施設での介護ではなく、在宅での暮らしを支える介護サービスが必要であり、それが本来の老人福祉のあり方ではないのか、との思いを抱いていました。1996年には小田原市内で24時間365日型の訪問介護をスタートさせました。神奈川県では初めての試みでした。その経験から、在宅生活を支える訪問介護こそが最も必要なサービスであり、それも24時間365日、間断なく暮らしを支えることによって、高齢者の安心した幸せな人生を支援できるとの確信を持ったのでしょう。さらにその実現には、優れたヘルパーさんの存在が不可欠であると断言してもいました。

環境が整い在宅での療養生活がスタートしましたが、そこにはどこまでも自立した父の姿がありました。歩行も徐々に困難になり、車いすを利用するようにもなりました。それでも排泄を失敗すると自分で後始末をするような父でした。療養生活の当初から食事はごく少量になり、やがてヨーグルトや果物を摂る程度で推移していきました。家族は父の希望を聞き、その意思を確認しながら、無理せず様子を見守りました。体力のある間に潤生園の職員たちを会わせたいと、ベッドサイドに招きました。入れ替わり立ち替わり多くの職員が会いに来てくれました。笑顔を見せ握手し職員たちを安心させていました。友人・知人もお見舞いに訪れてくださいました。ある方からは父が「『すべてやりきりました』と話されていましたよ」と聞きました。その言葉から父は自分の人生に満足しているのだと深く納得できました。

やがて移動も困難になり排泄はオムツに代わりました。訪問診療の医師からは点滴を処方す

33

るか問われましたが、父は「結構です」と断り、水分も食事もほぼ摂れなくなっていきました。しかし穏やかな表情で苦痛な様子を見せることもなく、毎日オムツ交換や清拭に訪れてくれるヘルパーさんや訪問看護師さんたちに感謝を伝え、それ以外は静かに眠っている時間が長くなりました。

最期の日、22時過ぎに父のベッドの脇で就寝する際には、まだ息をしていました。安心して休んだのですが、1時間ほどしてふと目が覚め父の様子を見ると、すでに旅立っていました。家族を呼び父の死を伝え、医師への連絡は明朝にすることにして、その晩は父の亡きがらとともに過ごしました。父には「本当にお疲れ様でした。これからのことは安心してくださいね」と声を掛けました。不思議な気持ちでしたが、悲しさはなく、父を父らしく看取ることができたという感慨が湧いてきたように思います。

父が高齢者福祉に捧げた人生の最後の仕事であり、このサービスこそ究極のサービスである

とした「定期巡回・随時対応型訪問介護・看護」が、父の最期の時間を支えてくれたことは、父にとって何よりの喜びであったに違いなく、まさにこれを持って所願満足の人生が完結したのではないでしょうか。

生前「古来人が長寿を求めるのは、その死が苦しみではないことを知っているからではないか」と話していました。父がこのように死を捉えることができたのも、40年余りに渡って、施設の中で多くの高齢者の自然な死を目の当たりにした経験から得た確信であったのでしょう。

父は自ら使命と定めた高齢者福祉の発展に全力を傾けて生き抜きました。一点の悔いもない、娘ながら天晴な人生でありました。父と過ごした50日余りの日々は、私にとって何ものにも代えがたい経験でした。今振り返れば、すべてが父からの贈り物であったのだと気付かされました。人は自分らしく人生を生き抜くことができるのだ、という確信となり、それはこれからの私の生き方の規範ともなりました。　■

3章

暮らしのなかでの
看取りの実践力を高める

3章

暮らしのなかでの看取りの実践力を高める

1 施設・居住系サービスで看取る：看取りの体制づくり

※施設：介護老人福祉施設（特別養護老人ホーム）、介護老人保健施設、介護医療院
※居住系サービス：地域密着型介護老人福祉施設、認知症対応型共同生活介護（グループホーム）、
　サービス付き高齢者向け住宅（サ高住）、特定入居者生活介護（介護付、住宅型）、有料老人ホー
　ム、ケアハウス、小規模多機能型居宅介護など

■ 施設の方針を明らかにする

　全国の介護職員500人に対して、看取りに関するインターネット調査を行い、さらにインタビュー調査に応じると回答した10人に直接話を聞くことができました[1]。そのなかで顕著に現れたことの一つは、看取りを経験した介護職員とそうでない介護職員とでは、看取りに対する考えが正反対であったということです（**表3-1**）。

表3-1 看取りに対する自分の思い

看取りを経験したことがある職員	看取りを経験したことがない職員
・好きな利用者は特に看取ってあげたい	・人が死ぬところを見たくないです
・ベストではないが病院より施設がよい	・長く接している利用者の死はショックです
・僕らでお世話して、看取ってあげたい	・看取りには立ち会いたくない
・自然な流れのなかの死でよいと思う	・情がわくので悲しい

　看取りを経験した職員は、看取りを肯定的に受け入れる発言をする一方、看取りを経験していない職員は、看取りはできれば回避したいという発言が目立ちます。著者が高齢者ケア施設で看取りを始めた頃、介護職員の一部は不安を漏らしました。「点滴のひとつでもすれば、よくなるのではないか」、「病院へ連れて行かなくていいのか」など、**医療が皆無、あるいは限定的な施設・居住系サービスで、高齢者の死を看取ることができるとは思っていなかった**ようです。

　ところが看取りを経験すると、職員の看取りに対する見方は確実に変化します。著者が施設長をしていた施設でも、入院し末期の状態と診断された施設の利用者を、「施設に戻せないのか。私たちの施設の方がよい看取りができる」と職員が言うほどになっていました。

　介護職員500人へのインターネット調査でも明らかになったのですが、「高齢者施設で看取りをするため重要と考える施設・制度に関すること」では、看取りの経験の有無、看取りの経験数に関わら

表 3-2 看取り経験数別 看取りに対する介護職員の認識（n=500）

	1年間の看取り経験数（人）								
	0 (n=198)		1-5 (n=235)		6- (n=67)		(n=500)		p value
	n	%	n	%	n	%	total	%	
高齢者施設で看取りをするため重要と考える施設・制度に関すること（3つ選択）									
高齢者施設の看取りに対する方針	80	40%	99	42%	27	40%	206	41%	0.924
看護師やスタッフとの連携	68	34%	93	40%	31	46%	192	38%	0.195
利用者・家族への看取りについての周知と意思の確認	45	23%	73	31%	20	30%	138	28%	0.140
医師との連携	49	25%	63	27%	15	22%	127	25%	0.734
職員への教育	55	28%	45	19%	12	18%	112	22%	0.064
看取りのガイドラインまたは基準の明確化	39	20%	39	17%	9	13%	87	17%	0.457
看取りのマニュアルの整備	32	16%	39	17%	14	21%	85	17%	0.655
介護職員の精神的負担へのケア	37	19%	35	15%	9	13%	81	16%	0.455
夜勤の介護職員の増員	39	20%	26	11%	8	12%	73	15%	0.032
介護職員の理解と協力	26	13%	35	15%	9	13%	70	14%	0.862
看取りのための環境整備（看取り時の個室や家族の宿泊のためのスペース）	17	9%	27	11%	6	9%	50	10%	0.577
介護報酬等の増額	19	10%	22	9%	5	7%	46	9%	0.867
施設長の看取りに対する考え方	16	8%	21	9%	5	7%	42	8%	0.909

川上嘉明, 浜野淳, 小谷みどり, 他. 介護職員の看取りに対する認識と認識に影響する要因―混合研究法を用いた探究的研究―. Palliative Care Reserch. 2019; 14: 43-52

ず、最も多く選ばれたことが「高齢者施設の看取りに対する方針」でした（**表 3-2**）。

　まずは自施設の方針として看取りをすることの表明が、施設での看取りを行うことの第一歩となります。そして、看取りをはじめることができれば、介護職員の看取りに対する考え方が肯定的なものへと変化することが予測できます。

「（施設で看取りを始める前は）…嫌がっているのに酸素マスクを付けて救急隊に運ばれていく…それが最後の姿になってしまうとものすごく寂しかったですし、ケアもなんだか中途半端に終わらせてしまう気がしました。だから『よし、これからは最期まで一緒にいられる、ちゃんとお別れができる』と思うと嬉しかったですね」介護職員へのインタビューより

川上嘉明『穏やかに逝く』（環境新聞社）

医師の理解と連携

　施設・居住系サービスで看取りができない決定的理由として「施設での看取りをサポートしてもらえる医師・医療機関がない」ことがあげられます。ある調査では、看取りをしている施設では、その67%が配置医師の看取りへの「対応は積極的である」と回答した一方、実施していない施設では医

師の「対応が消極的」「どちらともいえない」という回答が約83%を占めていました[2]。

　施設・居住系サービスで看取りを行う場合、**医師により死亡診断書が交付されることは必須**です。そのため、施設の常勤医、施設と契約している嘱託医が、施設で看取りを行うことを了解していることが必要となります。

　また介護報酬における「看取り介護加算」が適応となる施設などにおいては、「複数の医師が配置されていること、あるいは協力関係にある医師が24時間対応できる」状態でなければ、一部の加算が算定できません。

　そうした医師の配置の有無が原因で看取りができない、加算が算定できない理由として、

・夜間、土日祝日は医師が不在で、24時間連絡体制が困難である

・医師と家族とが直接会ってインフォームドコンセントを得る日や時間の調整が難しい

　といったように、お願いしたい時に診療などをしてもらえないこと

・医師が看取り介護に関し理解（協力）に消極的

・基本的に治療を最期まであきらめない

・状態が悪くなると病院への搬送の指示が出る

・命ある限り、回復の見込みがないと診断することは、たとえ医師であってもできないという考え

など、**施設などにおける看取りに対する個々の医師の考えが影響していると考えられます**[2]。

　また施設・居住系サービスでの看取りにおける医師との連携は、施設によって大きな課題が生じています。著者らのインタビュー調査では、嘱託医が24時間対応できないため「日中は施設の職員が、夜間は葬儀社にお願いして系列病院に（心肺停止となった高齢者を）搬送し、医師から死亡診断書を受け取って遺体とともに施設に戻ってくる」、「介護ベッドの上の利用者の体を冷やしながら、死亡診断が行われるまで1〜2日待つことも…」などという実態も明らかになりました[1]。

　医療が限定的である施設・居住系サービスで看取ることに対し、医師の理解が進むことも重要な課題と考えます。かつては病院勤務医でしたが、施設・居住系サービス、または在宅で看取りをするようになった医師らは次のように述懐しています。

・「**多くの医師は、自然死の姿がどのようなものか知る機会がありません**。こう言う私自身、病院で働いていた四十年以上の間、自然死がどんなものか知らなかったのです」（石飛幸三『「平穏死」のすすめ』）

・「最後まで点滴注射も、酸素吸入もいっさいしない『自然死』を数百例もみせてもらえるという、得難い経験をしました。（中略）**ほとんどの医者は『自然死』を知りません**」（中村仁一『大往生したけりゃ医療とかかわるな』）

・「人の身体が死に向かうとき、医療を施さない自然な状態では身体にどういう現象が表れるのかという研究は、ほとんど目にしたことがありません。（中略）**治すことが使命の医師が医療を離れた自然死を研究するわけがない**」（萬田緑平『穏やかな死に医療はいらない』）

　医師の協力を得て、社会システムにおける安定した看取りの場として、施設・居住系サービスの場が全国のどこでも確立していくとよいと考えます。

3章　暮らしのなかでの看取りの実践力を高める

表3-3　夜間の看護体制別　看取り率

	N=8097	看取り率
常に夜勤または宿直の看護職員（併設事業所との兼務の場合を含む）が対応	87	39.1
通常、施設の看護職員（併設事業所との兼務の場合を含む）がオンコールで対応	6847	48.5
訪問看護ステーション、医療機関と連携してオンコール体制をとっている	215	46.5
夜勤・宿直の看護職員はおらず、オンコール対応もしていない	339	32.4
無回答	609	40.6

PwCコンサルティング．令和2年度老人保健事業推進費補助金（老人保健健康増進等事業分）特別養護老人ホームにおける看取り等のあり方に関する調査研究報告書．2021.

■ 施設・居住系サービスにおける看護師の役割と看取りにおける看護の視点

特別養護老人ホーム（介護老人福祉施設）を対象とした調査結果から、看取り介護を実施していない理由として、「看護師が確保できない」という理由が40.3％となっていました[3]。また夜間の看護体制と看取り率を見ると（**表3-3**）、「夜勤・宿直の看護職員はおらず、オンコール対応もしていない」施設は、施設内での看取り率も低くなっています[3]。

介護報酬における「看取り介護加算」が適応となる施設などにおいては、「看護職員、病院または診療所、指定訪問看護ステーションのいずれかの看護職員と連携し、24時間連絡できる体制が整っている」状態でなければ、加算が算定できません。**施設などでの看取りには、看護職員と、24時間連絡できることが看取りの実施に欠かせない**ことを示しています。

施設・居住系サービスにおける看護師の役割ですが、看護師が必置となっている介護保険施設、サービス付き高齢者住宅、グループホームなどのように看護師の人員配置がなく、訪問看護師が訪問するなど看護師の体制などによってもその内容は変わってきます。

しかし一般的に看護師が独自に担う看取りの役割には、次のようなものがあります[4),5)]。

・看取りの対象となる高齢者の状態の観察およびその状態の判断

・医師への連絡・相談が必要かどうかの見極め、必要に応じ適時に医師への相談・報告

・医師の診察の補助、家族に対する説明への同席と説明の補完

・酸素療法、点滴静脈注射、気道内分泌物の吸引などの医療行為の実施

・移送先病院の調整と連絡、看護サマリーの作成

・他専門職との教育学習活動

・看取りに関わる家族への連絡、話し合いへの参加と現在・今後の状態の説明

・死亡後、ご遺体のケアの実施

さて次の各項目は、特に病院看護のキャリアを持つ看護師が、高齢者の暮らしの場で看護を始める際に新たに持つべき視点、考え方の転換が必要と考えるポイントです。

1）生活の場での看護の目的について

病院には特定の病気を治療するというゴールがあり、患者特有の生活はある程度犠牲にしてもらわなければ、入院治療は成り立ちません。一方、**施設・居住系サービス、在宅などで暮らす高齢者は、まずそれぞれがその人らしく生活を送ることができる**ということが前提となります。そのため、病院看護における「クリニカルパス（clinical path）」のようなタイムラインにしたがって標準化された

ケアを展開することには限界があります[6]。高齢者一人ひとりの価値観、生活、家族関係など、100人いれば100とおりの経過があり、**生活の場で行う看護は標準化することが基本的に困難**です。

病院看護を経験して特別養護老人ホームで勤務をはじめた看護師は、次のようにインタビューに応答したという調査結果があります[7]。

「なにかあれば治療するのが当然でよりよい最期のために医療は必須と思っていたが、家族の意向に沿い医療行為の取捨選択をすることにとまどった」

「病院で医師から経口摂取は限界と説明があれば絶食を受け入れるが、特別養護老人ホームでは誤嚥等のリスクと折り合いをつけてでも食べさせてほしいという家族に困惑」

などと述べていました。

施設・居住系サービスを利用する高齢者は複数の併存疾患を持っており、検査などをすればさまざまな異常所見が見つかります。本人・家族が施設などで最期まで生活することが望ましいという意向があれば、「健常な成人の正常な状態に戻す、近づける」のではなく、**その高齢者にとって最適な状態をつくることが生活の場での看護の目的**となります。

2) 介護の最前線にいる介護職員を支える

施設・居住系サービスでは、介護職員が直接高齢者と関わり、日々の様子を観察しています。また施設によっては看護師の夜間勤務はないため、夜勤の介護職員が臨死期（死が日単位から時間単位に差し迫った時期）の対応もすることになります。

臨死期から最期のその時までのケアを担当した介護職員へのインタビュー調査では[1]、

「ちょっとした変化に介護は混乱しますからね」

「夜間、どのタイミングで訪問の看護師にオンコールするかがわからないです」

「看護から、亡くなる前の様子が変わってきたことの気づきが不十分と言われたんです」

と介護職員は述べています。

臨死期の対応をする介護職員のなかには、すでに看取りを経験したことがある、またはそうでない職員もいます。またローテーション勤務のため「とびとびにしか（その高齢者の）経過がわかっていない」と言う介護職員が夜勤にはいり、臨死期にある高齢者の対応をしなければならないこともあります。

ある特別養護老人ホームでは、死の時期がどれくらい差し迫っているか、介護職員が看護師に連絡するタイミングもわからず不安と言うので、病院で使用している生体モニターを設置したそうです。ところが結果は逆効果で、これが気になってよけい介護職員が不安になってしまったとのことでした。

在宅ホスピスケアの草分けである川越厚医師は、

「あのね、血圧は測るから気になるんだよ」

「そっとしておいてあげなさい。看取りを難しく考えないで。おうちで家族と暮らしているお年寄りが、ある朝『おばあちゃん、ご飯だよ』って呼びにいったら冷たくなっていた。そうして人間は自然に死んできたんだから」と臨終に立ち会いたいと疲弊するケアを担う人たちに述べたとのことです[8]。

家族らには、いつそのときが来てもおかしくないことをあらかじめ伝え、看護師がいない時間帯の看取りを担当する介護職員には「いつものとおり業務を進めましょう」と伝えておくことがよいと考えます。高齢者が息を引き取られた際の連絡手順を明確にしておき、そのとおりに進められるよう

3章　暮らしのなかでの看取りの実践力を高める

「段取り八分」の準備をしておくことが重要です。

図3-1は、著者らが関わる施設で使用しているものであり、家族との看取りの合意がなされた際、家族から聞き取りをして記入します。高齢者の家族も高齢者であり、夜間は寝かせて欲しいと希望される場合もあります。また、この施設の看取りでは、介護職員が高齢者の息を引き取ったことを観察してから、看護師に連絡する手順となっており、それぞれの職種に負担がかかりすぎないことにも配慮されています。

```
【施設職員記入】
 1. 夜間帯の家族への連絡

    1) 変化があればいつでも連絡可      年    月    日    記入者：
    2) 呼吸停止後の連絡でよい         年    月    日    記入者：
    3) その他                年    月    日    記入者：

 2. 夜間帯の家族の来訪について

    1) 夜間でも来訪する            年    月    日    記入者：
      ※来訪時の交通手段  □自家用車□電車□タクシー□徒歩（   ）分
    2) 夜間は来訪しない           年    月    日    記入者：

 3. 最期のお召し物について

    1) 決まっている             年    月    日    記入者：
      ※持参あり
       保管場所：（         ）
      ※持参なし
    2) 決まっていない            年    月    日    記入者：

 4. 葬儀業者について

    1) 決まっている             年    月    日    記入者：
      ※葬儀業者名：（       ）
    2) 決まっていない            年    月    日    記入者：

 5. 特記事項など


```

図3-1　家族への連絡のタイミング、最期のお召し物、葬儀業者など、家族との具体的な確認内容

3）医師が判断できるデータを提供する

看取りに関して、医師への連絡・調整は看護師にとってより重要な業務となります。しかし介護保険施設である特別養護老人ホームでは、配置医のうち常勤医師は4％に満たず、病院や診療所に勤務する非常勤医師が約96％となっています[3]。そして配置医による診察回数は1ヵ月のうち3回未満が約6割であり[9]、施設で過ごす高齢者の健康状態について、医師への情報提供は看護師によるところが大きいといえます。

一方で、著者が行う研修に参加した看護師からのアンケートには、

「食事が進まなくなったくらいで、医師は家族に何を説明すればよいのか？　と返され困ることが多くあります」

「食事が食べられないことだけで、病院にどう紹介状を書けと言うのか…、と配置医から言われた」

41

などと書かれることがあります。看護師らが、変化し始めた高齢者の様子に生命の最期がより近づいている危機感を持つ一方、断片的な情報の伝達ではうまく伝わらないことがあります。

　ある配置医は「主訴が食思不振で、精査加療をお願いしますといった紹介状は書けないし、受けた病院も対応に困るにちがいない」とSNSに投稿していましたが、高齢者を連続的に診ていない非常勤の配置医、居住系サービスの訪問診療医などへは、経過とともに客観的に判断ができるデータをあわせて情報提供することが必要となります。

　ゆるやかに全身状態が低下している高齢者の場合、体重、食事摂取量、水分摂取量など、普段から計測している数値の変化、覚醒状態の変化など客観的なデータを伝えられるとよいと考えます。バイタルサインも客観的な数値で示すことができますが、死に至る当日まで正常範囲であることも少なくありません（図3-2）。

　生活の場での看取りに理解のある医師のなかには、「わかりました。ケアはその方針で進めてください。私の出番は死亡診断書を書くときですね」とケア中心に看取りを進めることを肯定的にとらえてくれる場合もあります。高齢者本人にとっていちばん望ましい看取りの展開を描きながら、看護師が伝えたい看取りの方向性を納得してもらえるよう、**医師が求める客観的・合理的な判断に役に立つ情報提供**ができるとよいと考えます。

○ 医師へのコンサルティング例

＃ 食事が食べられなくなってきたある入居高齢者

導　　入	・▽□さん、97歳女性の方です。右大腿骨頚部骨折以外特に既往歴はなく、入居して6年経過しています。	最初に、対象者の輪郭を伝える
相談内容	このところ、目立って食事量が減っています。	簡潔に　危機感の程度も伝わるように
客観情報	・1ヵ月前と比較すると食事量は半分に減っており ・先月BMIが15.2で、昨日の計測で14.6に減少しています。 ・覚醒が悪く日中も傾眠がめだち、声かけへの反応も鈍いです。血圧は収縮期で120くらいありますが、JCS20から30くらいです。	客観的情報 変化の様子 重要度を裏付ける情報を加える ※自分の考えはこの後に述べる
判　　断	・これまで見られなかった変化で覚醒も明らかに悪いです。 ・家族も心配しており、病院へ行った方がよいか、このままにしておいた方が本人にとってよいか、迷っているようです。	相談内容がいかに重要か念を押す 医師に相談をした目的が伝わるように
提　　案	・家族は以前より「本人が苦しまないよう」施設での看取りを希望しています。食思不振以外は本人は静かに過ごしておりますので、看取りを視野に入れながらこのままここで過ごすことも選択肢のひとつかと考えておりますが、一度家族と面談していただけますか。	ケアチームの意見を集約し一定の方向性を持ちながら、医師に相談する

※1件の相談に対して時間をかけすぎないよう、まずは最低限医師が判断できる情報を伝える

3章　暮らしのなかでの看取りの実践力を高める

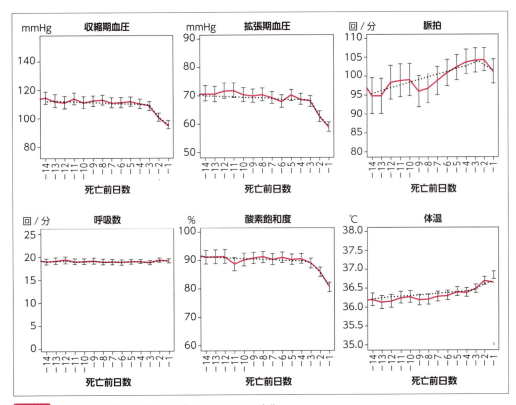

図3-2　死亡14日前から死までのバイタルサインの変化

Bruera S、Chisholm G、Santos RD, et al. Variations in vital signs in the last days of life in patients with advanced cancer. J Pain Symptom Manage. 2014: 48: 510-7.

4）ケアチーム、家族との対等な関係づくり

　病院の臨床は医師をトップとするヒエラルキー型組織がしっかりしており、看護師は医師からの指示にしたがって間違いなく要求事項を遂行することが日常となっています。患者さんも病気を治すという目標を共有し、看護師からの指示を守る立場にいます。こうした病院臨床での上意下達に慣れた看護師が地域臨床に関わり始めると、さまざまな戸惑いや困難が生じます。

　訪問看護の場面では、訪問自体を拒否されることがあります[10]。また高齢者の生活のなかに入り込んで看護をすることの難しさ、家族とのコミュニケーション、各家庭の独自のルールの尊重、金銭的負担への配慮など、病院臨床では思いもしなかった問題に直面することがあります[11]。病院と異なり、地域における主体者は住民であり、高齢者、その家族です。看護師はその地域の主体者、生活者を側面から支える側になります。

　あるベテランの訪問看護師は、「病院で医師が患者、家族に病状説明するとき、（病院看護師だった）私は、医師の隣に座っていた。ところが、訪問看護師となってからは、退院時説明を患者や家族と聞くとき、私は患者の隣に座っている」と言いました。**地域でケアをするということは本人を支えることであり、高齢者本人、家族とは、同じ地面に立つ関係であることが前提となります。**

　またケアチームにおいて、重要なパートナーとなる介護職員が看護師に期待していることについて、「利用者のこれからの生活に対等に関わり合える関係性を私たちは望んでいます」

「フラットに、何でも相談し合えるような関係性みたいなものを望んでいる」

「ご本人の思いを一番聞いたりしているのは介護職員であり、その職員が直接医師や看護師に日頃の状況を伝えることに意味がある」

と調査で回答しています[12]。

専門職および高齢者とその家族がおなじ地面の上に立つ対等な関係性により、高齢者にとって望ましい看取りの方針が導かれ、関係者全員が同じ方向（ベクトル）を共有して看取りを進めていくことができると考えます。

2 在宅で看取る：看取るのは家族、私たちはその家族に「伴走」する

■ 施設・病院の「24時間の管理」と在宅の「個人の自由」はトレードオフの関係

在宅で看取りをはじめる高齢者本人、生活を共にする家族らは、それまでに経験したことがない多くの課題を抱えるようになります（図 3-3）。

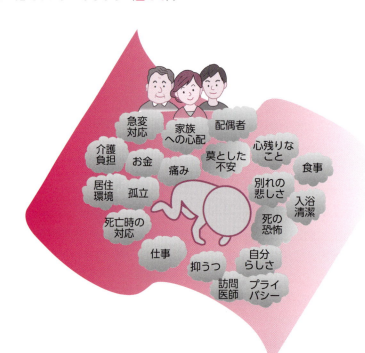

図 3-3　人として、生活者として、家族の一員として、社会の一人として、多くの課題を抱える

施設・居住系サービスなどの利用者になれば、衣食住は継続的にメンテナンスされ、専門職による医療やケアが24時間提供されます。またそれらは月ごとの定額料金となっているため、経済的にも見通しが立ちやすいと言えます。在宅と比較すれば、家族の身体的な負担、精神的な負担の一部が多少なりとも減ることは間違いありません。

一方で厚生労働省の調査によれば[13]、一般国民の約44％が最期を迎えたい場所として自宅を選び、

3章　暮らしのなかでの看取りの実践力を高める

日本財団の全国調査（インターネット調査）でも、人生の最期を迎えたい場所として6割近くが自宅、避けたい場所として約42%が子の家、約34%の人は介護施設と回答していました[14]。

家族に負担がかかり、いつでも専門家のケアを迅速に得るわけにはいかない在宅がなぜよいと考えられるのか、表にしてみました（**表3-4**）。

表3-4　在宅で療養することのよさ　施設、病院との比較

● 自　宅		● 施　設、病　院
自分のペースで時間を過ごせる	⇨	決められたスケジュール、ペースに従う
飲酒、喫煙に制限がない	⇨	嗜好品には一部制限がある
家族がいつもそばにいる	⇨	家族と過ごせる時間は制限されることがある
プライバシーが保たれる	⇨	職員は自由に本人の居室に出入りしている
人間関係を家族に限ることができる	⇨	好まない人間関係が生じることがある
食べたいものが食べられる	⇨	基本は提供される食事を食べることになる
好きな音楽、家具、居場所に囲まれる	⇨	ある程度、制限された空間で過ごす
トイレの使用時間、滞留時間は自由である	⇨	他者と共同使用のときは配慮が必要となる
トイレを失敗しても自分で、家族で処理できる	⇨	トイレを失敗したら自分で、あるいは職員にお願いする
電話の通話内容は第三者には聞かれない	⇨	電話の通話内容は第三者に聞こえてしまう
なじみの居場所にいられる	⇨	他者が用意した居場所にいることになる
ペット、植物などと一緒に過ごせる	⇨	ペットは制限される
言いたいことが言える	⇨	言いたいことを遠回しに言う必要が生じる

自宅では「自由」に、意のままにふるまうことができますが、施設や病院は専門職による24時間のケアが期待できる一方、集団生活のルールの下で「管理」され、合宿生活のように個人の自由は制限されるトレードオフ（二律背反）の関係にあります。

自宅では本人が主人公（中心人物）、支配者でいられることが圧倒的な違いです。そして実際のところ、在宅臨床では「家ぐすり」という言葉があるほど、退院して自宅に戻った途端に苦痛の諸症状が不思議と消えることがあります。

在宅緩和ケア医の大岩孝司医師（さくさべ坂通り診療所）は「『がんの痛みの緩和』を図るうえで、緩和ケアを提供する場をどこにするかは大きな問題で、住み慣れた家は大変優れた療養の場です」[15]と述べています。家にいることが、そのまま療養（remedy）になります。

病院、緩和ケア病棟、自宅で死に至る患者の死の質に関する調査研究でも、好みの場所であること、希望や喜びを維持する点について、病院、および緩和ケア病棟より、自宅はその質がより高かったことが示されています（**図3-4**）。

在宅での看取りでは、本人や家族らの自律性を守り、その生命や生活の質が保てるよう側面から支援する、本人と家族の横で「伴走」（横について一緒に走る）ことが重要になります。

■ 周死期；前期：月単位から週単位で変化する時期　在宅療養へ移行するときの課題

在宅への看取りに移行していく時期は、高齢者個々の状態、本人や家族の看取りの受け入れなどによってさまざまです（**図3-5**）。

在宅での看取りに移行した場合、これから述べる周死期の各ステージ（月単位に変化する時期、週単位・日単位に変化する時期、時間単位に変化する時期）に該当するタスクやチェックポイントを確認します。もしすでに日単位で変化する時期（周死期後期）から看取りがはじまるようであれば、そ

45

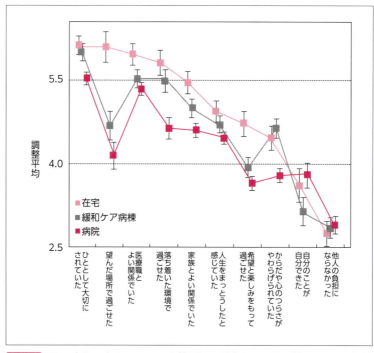

図 3-4 Good Death Inventory を使用して測定された死の質と死にゆく領域におけるスコア（スコアの範囲は1～7）

Kinoshita H、Maeda I、Morita T、et al. Place of death and the differences in patient quality of death and dying and caregiver burden. J Clin Oncol. 2015; 33: 357-63.

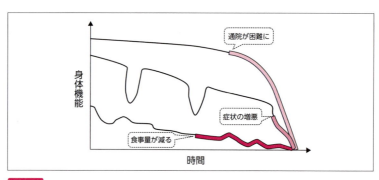

図 3-5 看取りに移行する時期は、病気などの経過によって異なる

れ以前の周死期のタスクやチェックポイントも確認しておきます。

周死期前期の高齢者本人の特徴は、

・外出せず、家に閉じこもりがちになる
・家から出る身体機能が衰え始める
・食思不振となり、食べる量が減る
・起きている時間より寝ている時間が長いことを自覚し始める

などです。

3章　暮らしのなかでの看取りの実践力を高める

■ 本人の理解の確認と意思決定の支援

① 本人は現在の病状、今後の経過についてどのように説明を受け、理解しているか。

② どのようなことに疑問や不安、解決しなければいけない課題があると考えているか。

③ 在宅でどのような希望、期待を持っているか。

④ 自身の最期について何らかのイメージを持っているか、または自らの死の話題を避けているか。

⑤ 初回面接のときから、本人より信頼を寄せていただける人間関係が構築できるようにする。

⑥ 本人の意思を最大限に尊重する。

■ 家族らの意向、家族の合意形成支援

① 在宅での看取りに前向きか、躊躇しているか、避けたいと思っているか。

② 現在の病状、今後の経過について、どのように理解しているか。本人の理解との違いは何か。

③ 在宅では家族の役割をどのように理解しているか。困難と考えていることはないか。

④ どのようなことに疑問や不安があり、解決しなければいけない課題があると考えているか。

⑤ 本人のどのような最期を望んでいるか、あるいはどのような最期は望んでいないか。

⑥ 家族から信頼を寄せていただける人間関係が構築できるようにする。

■ 予測される経過の見立てを行う

＜退院前に病棟スタッフ（看護師、医療連携室など）より聴取＞

① 医師から本人、家族へ説明された内容と、それをどの程度本人らは理解しているか。

② 本人と家族の関係性、お互いの関係を深めようとする様子はどうか。

③ 在宅での看取りにおいて予測される課題。

④ 在宅で家族が行う医療処置とその習熟、意欲の様子。

⑤ 薬物（モルヒネ、レスキュー薬など）、高カロリー輸液、ストーマ、ポート、留置カテーテルなどの取り扱い。

⑥ その他、継続が必要な医療、看護などの内容。

＜経過の見立てを行う＞

① 在宅での看取りの実現性、または再入院の可能性、必要性。

② 本人と家族の現状把握、および在宅での看取りを再検討することになる可能性（**表 3-5**）。

③ 家族のケアに対する意欲、必要となる家族の役割と遂行能力。

表 3-5　在宅での看取りについて再検討が必要な理由

・本人は家族に迷惑をかけるなどにより、在宅は無理だと考えている
・本人、または家族は、本人が「死」に至ることを想像していない
・本人が自分の病気、病状を理解していない
・本人と家族の間の関係が良好ではない
・本人と家族、家族メンバーのなかで、在宅で看取ることに対して意見がまとまらない
・「死」は受け入れられないと考えている家族メンバーがいる
・継続的な医療的管理が必要であり、病院や施設の方が適切である

④　担当する在宅医師、必要となる社会制度と具体的なサービスの予想。

⑤　**おおまかに予測される在宅での看取りのシナリオ**（筋書き）。

■ 周死期：中期・後期：週単位、日単位で死が迫る時期の課題

この時期の高齢者本人の特徴は、

・部屋から出る身体機能が衰えた後、ベッドから降りる身体機能が衰え始める

・入浴動作が困難になり、トイレの移動動作が困難になる

・食事とともに水分の摂取量が減り、わずかな量の摂取になる

・寝ている時間が通常より多くなる

などです。

■ 本人の在宅療養の支援

＜進行している現状の認識、思い＞

①　在宅療養における本人の実感。**安心し納得して過ごせているか。**

②　（衰弱していくことへの）気持ちの変化、不安や意思。介護を受け入れることの本人のつらさ。

③　家族への思い。**家族が大変そうだと、本人も大変に思う。**

④　今、しておきたいこと、会っておきたい人のことなど。

⑤　残された時間の過ごし方についての考え。

＜症状への対処と支援＞

①　悪心、嘔吐、呼吸困難、全身倦怠感、疼痛など、すべての症状について、本人の訴えをよく聞き、薬物などの医師の指示を実施、効果を医師に報告する。

　※看護師は目の前の苦痛を見ると放っておけない一方、医師は時間をかけて評価していることがある。医師の意図を理解しながら患者と家族が平穏でいられるように進める。

②　身体症状（痛み、倦怠感、その他の苦痛、体力の低下、便秘、トイレまでの歩行の困難感など）へのコーピングと薬物などの効果のモニタリング、本人の思いの聴取。

③　全身の衰弱により、**できていたことができなくなっていくことが本人にとって衝撃が大きい問題**となる。がんの場合、ほんとうの辛さのひとつは、急速に衰えていくことを認めざるを得ないことである。今後起こりうる症状の変化と緩和するコーピングの方法をあらかじめ提供する。

④　「食べなければと思っても、食べられないつらさ」を抱えていることを理解した上で、本人と関わる。

＜療養の継続に向け＞

①　新たに生じている課題、解決が必要な事項。

②　訪問診療、訪問看護など、外部から受けているサービスの受け止め、要求。

③　在宅療養継続の思い、意思の確認。

④　**本人は、"大切にされている"と感じられるケアを受けているか。**

3章　暮らしのなかでの看取りの実践力を高める

■ 家族の支援

＜現状への認識、思い＞

①　家族の健康に変化はないか、表情や活気の変化はないか。日常生活が安定しているか。

②　見ていて辛いこと、困っていることが生じていないか。**経過について納得して過ごせているか。**

③　本人との関係に変化が生じていないか。

④　予期的な悲嘆はないか、その内容は何か。

＜今後起こることの理解、最期に向けた準備＞

①　今後起こりうる症状とその変化、移動能力の衰えへの対処方法、排泄の処理方法。

例：体力が衰えていけば立つこともできなくなる。家族が「急に立てなくなった、起き上がることができなくなった…急変！」と思わないよう、あらかじめパンフレットなどで示して、予想される衰え、変化、現れる症状を伝えておく。

②　今後も、24時間連絡がつくことの確認。容態が変化しどう判断していいかわからないときは、「救急車」ではなく、まず張り紙のとおりに連絡することの確認（**図3-6**）。

③　末期がんなどの場合、急速に変化し、今まで会話もできていたのに、あっという間に息を引き取ることもあることを伝えておく。

④　家族でありながら、看取りに関わっていない人物がいないか、その人は在宅の看取りについてどう考えているのかも聞いておく。

⑤　本人と会っておいて欲しい人との面会を促す。意識があるうちにコミュニケーションをよくとるように促す。

⑥　本人が最後に着るものについて、話題にできれば声をかけておく。

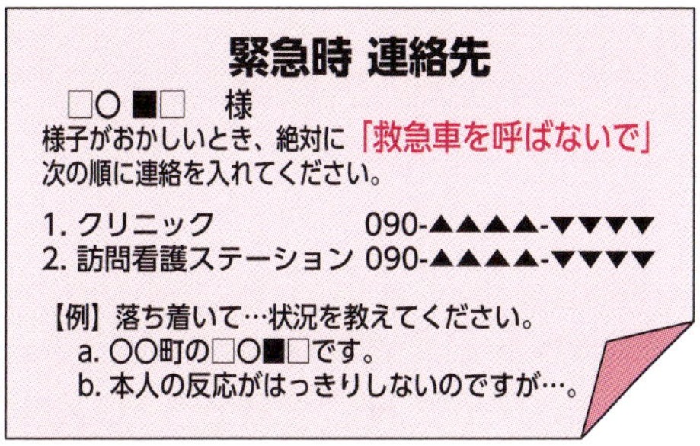

⑦　決まった葬儀社があるか、葬儀などの進め方についての案をもっているか。

⑧　家族が息を抜ける方法や時間の確保の提案。

⑨　在宅ケアサービスの活用と、本人・家族のニーズにマッチングしているのか反応を聞いておく。

⑩　「がんばりすぎない」、70%くらいの力で進められるように助言し、状況により「ときどき、病院や施設」といった進め方もあることを提言する。

緊急時 連絡先

□○ ■□　様

様子がおかしいとき、絶対に「救急車を呼ばないで」
次の順に連絡を入れてください。

1. クリニック　　　　　　　090-▲▲▲▲-▼▼▼▼
2. 訪問看護ステーション　090-▲▲▲▲-▼▼▼▼

【例】落ち着いて…状況を教えてください。
　a. ○○町の□○■□です。
　b. 本人の反応がはっきりしないのですが…。

図 3-6　緊急時連絡先の張り紙

■ 予測される経過の見立てを行う

＜医師との連携・情報共有、ケアチームとの情報共有＞

①　今はどの経過にきているか、医師の見立てを伺い共通理解しておく（**図3-7**）。

②　本人、家族は看取りの経過のなかで、衰えている現実を正しく認識しているか、あるいは、まだ先のことだと「楽観的」にみてはいないか。

③　本人、家族は、まだ回復の望みがあると考えていないか。病院での治療についての希望を持っていないか。

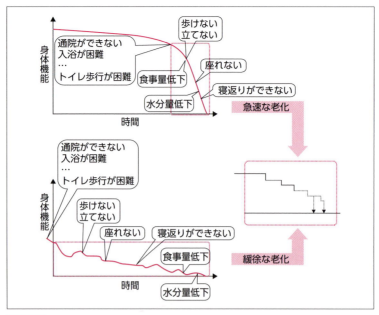

図 3-7 がんの場合は 1-2ヵ月で認知症における 10 年の老化が進むイメージ

終末期の軌跡はちがうが、短期間、あるいは長期間かけて同じような状態、症状が現れる。

④ 本人や家族が医師に伝えていない本心、意向や事情の医師との共有。
⑤ ケアマネジャーへの報告、ケアワーカーへの情報提供と状態変化の際の連絡・対応方法の確認

＜訪問看護チーム内での情報共有＞

① 最期に向かう現在の経過について、また本人や家族の受け入れの様子。
② 起こりうる変化と、状態が変化した際の家族の対応力の共有。

■ 周死期：臨死期（Actively Dying）：時間単位で死が迫り、死に至るまでの課題

この時期の高齢者本人の特徴は、
　・ベッドの上で過ごす
　・失禁状態
　・食事とともに水分も摂れなくなる
　・ほとんど反応がない、あるいはまったく反応がない
　・呼吸パターンの変化、死前喘鳴
　などです。

■ 苦痛が少なくなることへの支援

＜容態は悪くなっても苦しくない状態をつくる＞

① 傾眠傾向、せん妄、口腔内の乾燥、ポジショニングなどについて「快」になる状態を工夫し、家族と共に行う。

② 髪の毛、睫毛、鼻腔、鼻毛、口腔、髭など、汚れたまま、あるいは伸び放題になっていないか。本人らしく、きれいに、さっぱりした外観が整うよう、できれば家族と共にきれいにする。
③ 寝床や部屋は臭いや湿気、よどんだ空気がこもらず、きれいな状態になっているか。

<よりよい死への着地に向けて>
① 24時間をとおした患者の状態の変化を把握する。
② 本人が望んだとおりの最期に向っていることの確認。

■ 家族の支援
<家族の苦痛を軽減する>
① 家族の苦しみのもととなる、家族が気にしている本人の苦しみはないか。納得できているか。
② 本人の苦しそうに見える呼吸について、「息はあがっていますが、**眉間にしわが寄っていないですから、ご本人は苦しくない状態**ですよ」、「体の酸素が少なくなると、脳からは快楽を高める物質が分泌されるんですよ」といった説明を行う（図3-8）。
③ スキンシップをはかることや、タッチングを勧める。
④ 本人に伝えておきたいことがあれば、遠慮せずに声をかけることを伝える。
⑤ 特に「ありがとう」といった感謝の言葉を、本人に対してしっかりと伝えておくことを勧める。

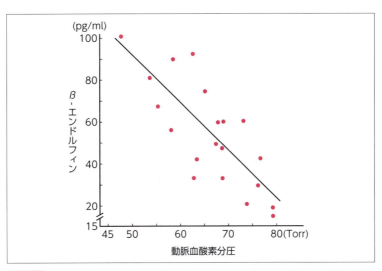

図3-8 低酸素血症患者の動脈血酸素分圧とβ-エンドルフィンとの関係
Yanagida H、Corssen G. Respiratory distress and beta-endorphin-like immunoreactivity in humans. Anesthesiology. 1981; 55: 515-9.

<最期のそのときに向けて>
① 最期のそのときに起こる呼吸パターン（下顎呼吸から無呼吸）を伝えておく。
② **息が止まってもあわてることがないことを伝え、その後はご家族と本人とでゆっくりお別れの時間を持つことを勧める。息が止まったことは、緊急事態ではない**ことを伝えておく。
③ 本人の最期が確認できた後の連絡の方法について確認をしておく。

④　最期の時間がいつになるかは、誰も予測できないこと、気がついたら、本人の息が止まっていたということもあることを伝えておく。

■看取りの仕上げに向けて
＜医師との連携・情報共有、ケアチームとの情報共有＞
①　医師と経過を共有し、家族からの連絡を受ける体制を確認する。
②　ケアマネジャーへの報告、ケアワーカーへの情報提供と状態変化の際の連絡・対応方法の確認。

＜訪問看護チーム内での情報共有＞
①　最期の時期が近いことの確認と、家族からの連絡受けの確認。

■周死期：死後の課題
この時期のご家族の特徴は、
・家族によっては何が起こったのか、現実感が持てない
・家族によるが、在宅医や訪問看護ステーションにすぐに連絡することに意識がいきがち
・家族によってはすべてが終わったことにほっとして、満たされた様子を見せる
などです。

■本人へのねぎらいと最後のケア
①　本人への尊敬を込め、ご遺体にねぎらいと感謝のご挨拶を行う。
②　本人らしさが現れるよう、家族と本人の清潔を整え、用意された衣装への着替えを行う。
③　生前と同様に、声をかけながら、本人の痛みの気持ちを推測しながら行う。

■家族の支援
①　家族の看取りが立派であったことを称え、「よくおやりになりましたね」、「よい親孝行ができましたね」と苦労をねぎらう。
②　家族が思いや感情を表出できる時間、空間をつくり、その内容を聞かせていただく。
③　よい看取りの経過をたどったことなどを伝える。
④　よろしければ葬儀、お別れ会などに参列させていただきたいことのお願いをする。
⑤　家族との関係や受け入れによるが、時期を図って連絡をいれ、その後の家族の様子をお伺いする訪問を行う。

■看取りの終了
①　看取りのチームメンバーに一つのケースが終了したことに御礼を伝え、お互いをねぎらう。
②　最期の場に立ち会えなかったチームメンバーにも、最期の本人の様子、家族の様子や反応などを伝える。
③　看取り評価のカンファランス、あるいは、各専門領域からよかった点、今後の課題などをまとめる。

> ### 人はこうやって死んでいくんですねぇ
>
> 　２時間ほど前から、下顎だけを引き下げ喘ぐような呼吸、下顎呼吸（死戦時呼吸、agonal respiration）が徐々に現れました。その呼吸も数が減り始め、無呼吸の時間が長くなっていました。献身的に介護をしてきたご主人も、刻々と変わっていく奥さんの様子を食い入るようにじっと見つめています。
>
> 　すると奥さんは不意に顔をしかめ、苦しいという感じではなく何か苦いものを口に含んでしまったかのように顔をぎゅっとしかめました。理由はわからないのですが、死の間際に、こうした表情を見ることがあります。
>
> 　無呼吸の時間が長くなり、もう息をしないかと思うと、また大きく息をひとつ吸いました。また無呼吸が 30 秒ほど続きました。そして、ひときわ大きく息を吸った後、その奥さんの時計がついに止まってしまったかのように、ぴたりとすべての動きがなくなり静まりかえりました。最後の息を「ひきとった」のです。
>
> 　いつものように、点滴ひとつなく、酸素も使っていませんでしたから、生きている命の気配がまったくなくなったことがよくわかる静けさに包まれました。
>
> 　アルツハイマー型認知症と診断されてから約 10 年、その奥さんのことをファーストネームで呼び、好みの音楽を音質のよさで有名なスピーカーで流し、ご主人は愛情を注いでこられました。そして、その静けさを破るように、「ああ、人はこうやって死んでいくんですねぇ」と誰に言うのでもなく、つぶやいたのです。
>
> 著者の看取り体験より

3　一人暮らしの高齢者を自宅で看取る

■ 自分の「死」を覚悟していること

　一人暮らしといっても、まったく親族がいない高齢者から、親族はいるが援助を受けられる関係が築かれていなかったり、配偶者や実子ではなかったりさまざまです。いずれにしても、**一人暮らしで在宅の死を選ぶ高齢者は、まずその意思がはっきりしています**。

　著者が受け持った在宅での看取りの事例です。ある 98 歳の女性は大腿骨頸部骨折を負いましたが、麻酔などのリスクがベネフィット（利益）を上回ると判断し保存的に様子を見ることになりました。病院の担当医は療養型病院での療養の継続を勧めましたが、「**治療はしなくていい。なんとしても家に帰して欲しい。私は家で死ぬ**」「**死ぬときに誰もいなくてもよい**」と言い都内の高級住宅街にある一人暮らしのマンションに戻りました。

　実子はおらず、姪たちが心配して夜間巡回型の訪問介護を入れましたが、「夜間のヘルパーがいつ来るかと、気になって寝られなかった」と本人はきっぱりと拒否しました。それでも日中、定期訪問のヘルパーには「来てくれてうれしい、ありがとう」と好意的でした。

　ベッドの上から動くことはできませんでしたが、毎朝ファンデーションを使ってお化粧をし、「若い頃は、目も大きくて、睫も長かったの。女は 100 まで化粧をしないとだめ」と話をしたり、夫の仏壇に「お花がない、飾ってちょうだい」と、訪ねた親族に注文をつけたりして過ごしていました。

退院から4か月ほど経ち、本人の言動が変わってきます。「夢と現実がわからなくて大変なのよ」、「お父さんと、お母さんが両脇で寝ていたけど、返事をしてくれない」と言うようになります。死が近づくと、こうした「お迎え体験（visioning）」が現れることがしばしばあります。食事も摂らなくなり、わずかな水分だけの摂取となりました。

「時計におばあちゃん写っていて、とてもやさしそうに見ている」、「おばあちゃん、お父さんが来ていいと言っている」と言い始めた翌日、38℃台の発熱のなか、「ありがとう、ありがとう」と最期の言葉を残し、そのまま文字どおり眠るように旅立たれました。

特に夜間、心細い思いをされたことがあったようですが、訪問介護、訪問看護も本人の「死への恐怖と折り合う気持ちの揺れ動き」を受け止めながら、本人ができるだけ「気持ちがよいと感じる状況」をつくることを生活の援助をとおして実施しました。

「死に向き合わなければ、後悔することが増える」と永井医師は言います[16]。**死ぬ作法の一つは「自らの死の覚悟」**ではないかと考えさせられる事例でもありました。

■ 医師、訪問看護師、訪問介護のヘルパー、ケアマネジャーなど社会サービスとつながっていること

一人暮らしの在宅死を望む場合、誰もそばにいないなか、本人は「ひとりで死ぬ」ことを覚悟しなければなりません。ポール・クローデルという駐日大使も務めたフランスの劇作家は「死なせてくれ。…私は怖くない」、「自分は死ぬから隣の部屋へ行ってくれ、自分一人にしてくれ」と述べたそうです[17]。また付き添いにくたびれた家族に向って「もういいよ、帰っておくれ。おまえがいると気を使ってゆっくり死ねないよ」と死に逝く人が伝えたという例もあります[18]。家族がいても、逆にひとりで死ぬことを望む人もいるようです（p105、「ACPの実施事例（著者の母を例として）」）。

その一方で、異状死として警察が介入することのないよう、滞りなく在宅でのひとり死を迎えていただくためには、かかりつけ医の定期訪問は必須であり、社会の公的サービスとつながっていることが不可欠です。

一人暮らしのある男性は、末期の大腸がんを患い体力が低下し、かかりつけ医がいる近くのクリニックに通院ができなくなる時期（周死期：中期から後期）になっていました。以前、重度認知症になった妻が介護保険によるサービスを受けているときから、本人は社会サービスの利用について拒否的であり、自らもかかりつけ医からの受診の勧めや訪問診療を頑なに拒否していました。親族が気にして相談に訪れた地域包括支援センターのケアマネジャー、訪問看護師の訪問も受け入れません。

ところがある日突然、「もう…だめ…」と息も絶え絶えの様子で、我々のところに電話をしてきました。緊急訪問し縁側の引き戸を開けて中に入ったところ、本人は大量に下血をしたようでした。自分でなんとかしようとしたのか、全身便が混じった血液まみれになっています。出血は止まっているようでしたが担当医に連絡をとった結果、診療してから日数がたっていることなどから救急搬送することになり、入院後半月ほどで死に至りました。

本人は在宅で誰ともかかわりを持たず、最期を迎える意思を持っていたと推測します。しかし在宅で、一人で死を迎えることを希望しているとしても、最低限、診療し死亡診断書の交付ができるかかりつけ医、社会サービスとのつながりを整えておくことが、在宅において混乱なく一人で死にゆくためには不可欠です。

■一人暮らしのまま、在宅で死にゆくための準備

1）ACP（またはリビィング・ウィル）の書面を、ケアチーム内で共有しておく

　一人暮らしの高齢者のように見えても、家に寄りつかない家族がいる場合があります。しかも、その高齢者の年金やその他の定期的な収入に頼っている場合があり、死後にトラブルになることを未然に防ぐことが必要です。

　「ACPのことを理解できる人は、ACPが必要ないことが多い」と言う医療者もいますが、本人が書くことができればACP（p72、アドバンス・ケア・プラニング；Advance Care Planning）やそれに準ずる書面をケアチームで共有しておくことがよいでしょう。

　また本人の財産やその家族背景など、複雑な事情がある場合は、担当ケアマネジャーや所管の地域包括支援センターの職員、および行政の福祉担当などの職員にも同席していただき、本人の希望を伺い、書面を作成・共有することがよいと思います。

> ACP（アドバンス・ケア・プラニング）
> 第一段階：リビング・ウィルの書面作成
> 第二段階：代理人を指定するアドバンス・ディレクティブ
> 第三段階：代理人と一緒に話し合いながら本人の価値観を共有し書面化するアドバンス・ケア・プラニング

2）思わぬ「伏兵」（予期していなかった障害）への対策

　在宅での看取りは、家族がいれば家族が中心的に担うことになります。一人暮らしの場合は、本人が一人で過ごす時間が24時間のうちのほとんどを占めます。その間に、一人暮らし高齢者の友人、所属する団体の知人、近所の人、大家さんなど、ちょうど本人の意識がはっきりしなくなったときに訪れ、その状態にびっくりして親切心から救急車を呼んでしまうことがあります。

　そうした事態が起こらないよう、また結果的に救急隊が来た際、本人の意思を確認し救急隊が主治医に連絡ができるよう、図3-9のように本人からの指示が明示されているとよいでしょう（東京消防庁における「心肺蘇生を望まない傷病者への対応について」のホームページを参照）。

3）死後の対応について

　担当のケアマネジャーがいて介護保険サービスを使っている場合もあれば、医療保険サービスだけを使って看取りを行う場合もあります。本人が意思表示をできるときに、最期のそのときが終わった後のことを打ち合わせておく必要があります。担当ケアマネジャーや担当の地域包括支援センターの職員がいれば、それらの方々にお任せできますが、もし担当者がいない場合は、行政の所管部に連絡をして担当していただくことがよいと思います。

　以下の①②は、死後にすぐに必要となってきますので、本人と確認をしておく必要があります。
①死後の第一、第二、第三連絡先など、死後の事務を進めてくれる人の連絡先
②本籍：死亡診断書に記載が必要となります。

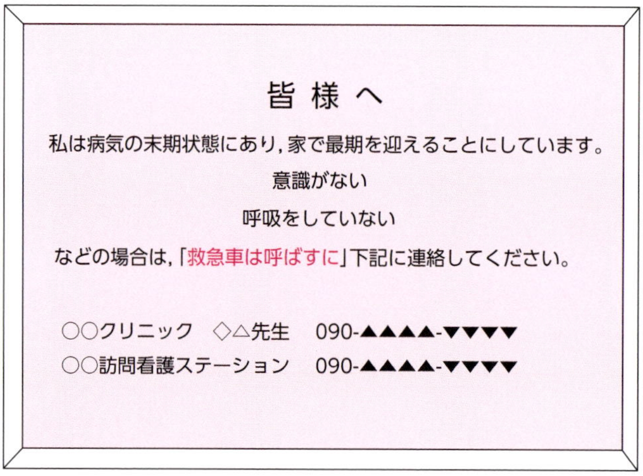

皆様へ

私は病気の末期状態にあり，家で最期を迎えることにしています。

意識がない

呼吸をしていない

などの場合は，「救急車は呼ばすに」下記に連絡してください。

○○クリニック　◇△先生　090-▲▲▲▲-▼▼▼▼
○○訪問看護ステーション　090-▲▲▲▲-▼▼▼▼

図3-9 玄関ドアの内側、固定電話の前、ベッドまわりの見えやすい場所に貼っておく

③契約してある葬儀社など

④家の鍵のお預かり、返却方法

　また、ケアマネジャー、訪問介護のヘルパーなどが看取りのチームメンバーにいる場合、経過の情報共有を随時行い、本人が息をしていない状態を発見した際の連絡手順を確認しておきます。

4　死亡診断書の交付：突然死、異状死、死後のケアの実施

■ 予想していなかった高齢者の死：異状死

　施設などでは、つい先ほどまで普段どおりだったのに、様子が変だと思ったら息が止まっていたとか、夜中に巡回していたら高齢者の呼吸が止まっていたといった例が、必ず発生します。また食事中に食物がつまり窒息しそのまま心肺停止に至ることもあり、どれだけ予防対策をしていても避けられないことがあります。

　在宅療養中の高齢者においても、ヘルパーが訪問してみたら応答がなく、預かっていた鍵で中に入ったら、本人が倒れており息をしていなかったということもあるでしょう。

　こうした突然変化する事態が起こった場合、まずは現場の判断で救急搬送を行うプロトコールになっていることが多いと思います。そして、救急外来で死亡診断がされ、ご遺体とともに病院の霊安室に移動したら警察の担当者が来ていたということがあります。著者も救急搬送した高齢者の家族と霊安室で葬儀の話をしていたら、いつのまにか現れた私服の警察官（刑事）から突然「連れて帰れませんよ」と冷たく声をかけられたことがありました。

　救急外来の医師は当該高齢者の診療をしていたわけではなく、病死（内因死）か、外傷や他殺などの外因死か不明で、診断がつかない来院時心肺停止（cardiopulmonary arrest on arrival: CPAOA）であったので、警察へ連絡をしたわけです。医師法21条により、医師が異状死と判断した場合は所轄警察に届け出る義務があります（**図3-10**）。

56

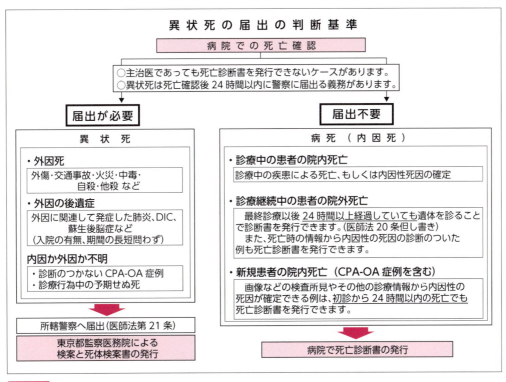

図 3-10 異状死の届出の判断基準（東京都監察医務院）

　さて、それでは生活の場で高齢者のケアをしているなか、急変して死に至る場合は、すべて異状死になるのでしょうか。これについては、日本法医学会が「異状死ガイドライン」[19]を示し、「基本的には、病気になり診療をうけつつ、診断されているその病気で死亡することが『ふつうの死』であり、これ以外は異状死と考えられる」としています。そしてこれを作成した委員の一人である佐藤喜宣医師に直接お伺いしたところ、次のように教えていただきました。

　「診療中の患者が急変した場合、直接死因が吐物吸引による窒息、突然発生した致死性不整脈や心停止であっても、その患者に基礎疾患や高齢による多臓器不全が存在し、担当医が医学的に基礎疾患に直接又は間接的な因果関係を確認できるならば死亡診断書を交付できる」[20]とのことでした。

　ケアを提供している私たちは、高齢者や家族の状況について、施設・居住系サービスの嘱託医、あるいは在宅医と情報を共有し、予期していなかった急変から死に至っても、残された家族などになるべく負担がかからないように用意をしておくことが必要です。

訪問時に高齢者の応答がない

　ホームヘルパーが高齢者の自宅を訪問し、ドアのベルを鳴らしても中から高齢者が出てくる気配がないということがあります。一人暮らしで出かけられる身体機能でもない、または訪問する時間には必ず家にいるはずなのに、おかしいと思うわけです。それで、お預かりしている合鍵で中に入ってみたら本人が倒れており、あるいはお風呂の湯船の中で息をしていなかったということがあります。

　まずは救急隊を呼ぶことになるかもしれませんが、①意識レベルが 300 であること、②呼吸

が全く感ぜられないこと、③総頸動脈で脈拍が全く触知できないことなどの「救急業務において傷病者が明らかに死亡している場合の一般的な判断基準」に該当する場合、「社会死（社会通念では死んでいる）」として医療機関に搬送しない不搬送となります。

　そうすると異状死として警察官がやってきます。現状保存が行われますので、家族であっても本人に触れることはできません。それどころか、気が動転している家族に「で、保険金はいくら入るんですか？」と警察官から尋ねられることさえあります。第一発見者となったヘルパーも、自分の名前はもちろんのこと、本人との関係、発見時の様子などを、根掘り葉掘り聞かれます。著者も当事者になったときに、何か不審な点があるかのように、執拗に質問される経験をしました。

　在宅の高齢者を訪問し、いつも返事があるはずの高齢者からの応答がなく、電話にも出ない、「絶対におかしい」と思うときには一人で中に入らないことも方法のひとつです。所属するセンターや事業所に一報を入れるとともに（携帯にその連絡した時間も記録されます）、警察に連絡し、警察官と一緒に中に入るようにすれば、自分が「第一発見者」となることが避けられます。

著者の看取り体験より

■ 診療後24時間経過していても、「死亡診断書」は交付できる

　「死亡前の24時間以内に、医師が診察をしていなければ、医師は死亡診断書を交付できない」というのは間違いです。医師法第20条の主旨は、医師は患者の死に立ち会うか、死亡確認を行った場合のみ死亡診断書を交付できるとしています。最終診察のあと、24時間を越えた場合について、死亡診断書の交付を禁止するという明文はありません。

　但し書き、つまり「その前文の説明について書き加えた文」があり、ここには、診療中の患者が「最終診察のあと、24時間以内の死亡」であれば、診療に関連した傷病で死亡した場合には、わざわざ死亡確認を行わなくとも死亡診断書を交付できると、例外を示しています（医政医発0831第1号、2012）。

> 医師は、自ら診察しないで治療をし、若しくは診断書若しくは処方せんを交付し、自ら出産に立ち会わないで出生証明書若しくは死産証書を交付し、又は自ら検案をしないで検案書を交付してはならない。但し、診療中の患者が受診後24時間以内に死亡した場合に交付する死亡診断書については、この限りでない。(医師法 第20条)

　施設で、または在宅で、主治医が不在の時に高齢者がなくなり、医師により死亡確認ができないのですべて「異状死」として警察に届けている例があるようです。死後24時間を越えても医師が診察することで死亡診断書は交付できますし、また最終診察後、24時間以内の死であれば、医師が確認を行わなくても死亡診断書が交付できるということです（図3-11）。

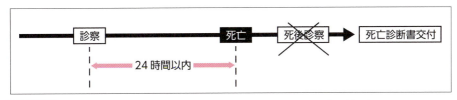

図 3-11 医師が患者の死亡に立ち会わずに死亡診断書を交付する場合の考え方.
令和6年度版死亡診断書（死体検案書）記入マニュアル. 厚生労働省. 2024.

■ 死亡診断後の死後のケアの実施

著者らの調査では、看取りを行っている施設・居住系サービスの事業所では、高齢者の死亡後すぐに担当医師が来訪できず死亡診断が行われないため、いろいろな苦労をしているケースが明らかとなりました[1]。

「夜間に心肺停止となった場合、嘱託医による死亡診断は翌朝から翌日の昼となる。その間、家族を待たせることになる」

「硬直が始まりかけていても医師が来られないため、死後の処置が開始できない。死亡診断前にうっかり死後の処置を行って医師に怒られた」

「心肺停止の高齢者を系列病院に30分ほどかけて移送して、死亡診断を得ている。日中は施設の職員が移送をするが、夜間は葬儀社にお願いし、死亡診断書を受け取って遺体とともに施設に戻ってくる」

医師が常時在勤する医療機関と異なり、生活の場では死亡診断が死後速やかに行われない実態が多くあることが推測できます。

死亡したと考えられても、医師による死亡診断が行われるまで現状の保存が義務づけられ、人工的な操作を加えることが禁止されています。「たとえ心肺停止が起きていたとしても、医師が死亡の宣言を行うまで患者は死亡していない」ことを前提としているためです[21]。これにより、死後の処置などを開始することができません。

一方で、2003年の「新たな看護のあり方に関する検討会 報告書」では、「医師の判断、指示に沿って、患者の尊厳や家族の気持ちに十分配慮し、点滴の抜去、身体の清拭等の適切な対応を行うことも考慮する必要がある」[22]としています。そして川越厚医師が班長となった「在宅療養者の看取りにおける訪問看護と医師の連携に関する研究班」（厚生労働科研川越班）では「死亡診断に関する事前約束指示」を作成し、その指示どおり行われた例を紹介しています[23]。

病気の診断と同様に、死亡診断は医師による重要な医行為です。担当医師と意思疎通をはかり、残された家族にも十分な配慮をしながら死後のケアを進める必要があります。

5 関係職員のスキルづくり

■ サービス担当者会議などをとおして、その高齢者に最適な看取りを描く

看取りのチームには、医師、歯科医師、看護師・准看護師、薬剤師、介護福祉士とそれ以外の介護職員、（管理）栄養士、歯科衛生士、理学療法士、作業療法士、言語療法士、社会福祉士を含む生活

表 3-6 周死期に対応する各専門職の役割モデル（介護保険利用を想定した例）

周死期			ケアマネジャー	施設管理者	生活相談員	医師
前期	月単位	本人・家族意思決定支援	1) 本人・家族の意向の確認 2) 意思決定支援 3) 主たる介護者、意思決定に関与する家族の確認		1) 本人・家族の意向の確認 2) 施設における「看取りの方針」の説明	1) 本人・家族の意向の確認 2) 【在宅】緊急時の連絡体制の確認
		専門的関与多職種連携	1) 【在宅】家屋環境、地域支援の評価 2) 情報のまとめとアセスメント 3) 看取りの「サービス計画書」原案作成 4) サービス担当者会議の実施と計画書の交付 5) 要介護認定調査 6) 地域包括支援センターとの情報交換	1) 「看取りの方針」の整備 2) 看取りの体制整備 マニュアル作成 3) 嘱託医、協力病院の契約の整備・更新 4) 所管する自治体、医師会、諸団体との連携維持 5) 看取りの学習会の推進 6) 看取りに関する制度の自組織への適応	1) 「看取りの方針」の家族への説明 2) 当該高齢者の「ACP」の作成促進 3) 本人・家族への連絡、気持ちへの配慮	1) 前医からの診療情報の受け取り 2) 施設内または在宅看取りの可能性の評価 3) 診療の開始 4) 「ACP」の確認 5) 【在宅】「訪問看護指示書」の作成 6) 要介護認定意見書作成
		文書	看取り介護計画書 要介護認定調査票	施設における看取りの方針 看取り介護指針の同意書	急変時や終末期における医療等に関する意思確認書（入所時） ACP	【在宅】訪問看護指示書 要介護認定 主治医意見書
↓	サービス担当者会議	本人家族との面談	1) 医師による看取りにおける予後の説明と診療方針の説明 2) 看取り介護計画により、看取りの方針の確認 家族への説明と同意 3) 看取りの具体的計画の確認 家族への説明と同意 4) ACPの確認 5) 各専門職からの説明と家族の要望の確認 それらの調整 6) 本人・家族からの要望、思いや気持ちのお伺い			
中期	週単位	本人・家族支援	1) 本人・家族の意向の確認 2) 意思決定支援		1) 本人・家族の意向の推量、評価	1) 本人・家族の意向の確認 2) 【在宅】緊急時の連絡体制の確認
		専門的関与多職種連携	1) 本人の状況のモニタリング 2) 【在宅】家族による看取りの受け入れの評価 3) 【在宅】家族の疲労度、ストレスの程度の評価 4) 各専門職によるサービス提供状況と効果の把握 5) 看取りの経過の把握 6) 今後起こりうることなどへの家族への説明	1) 看取りの経過の把握	1) 家族からの相談対応 2) 本人の状況のモニタリング 3) 看取りの経過の把握 4) 介護職からの情報収集と評価 5) 看取りの学習会の調整	1) 診療 2) 症状コントロール 3) 看取りの経過の評価 4) 今後起こりうる変化について家族への説明 5) 夜間、緊急時の対応などについて看護師への指示
		文書	看取り介護計画書			
↓	サービス担当者会議	本人の家族との面談	1) 医師による経過の説明 2) 本人・家族からの要望、思いや気持ちのお伺い 3) 今後起こりうることの共通理解 4) 看取りの具体的計画の確認 家族への説明と同意 5) 各専門職からの説明と家族の要望の確認 それらの調整			
後期	日単位	本人・家族支援	1) 最期の時に向けた本人・家族の意向の確認		1) 本人・家族の意向の推量、評価	1) 本人・家族の意向の確認 2) 【在宅】緊急時の連絡体制の確認
		専門的関与多職種連携	1) 本人の状況のモニタリング 2) 【在宅】家族による看取りの受け入れの評価 3) 【在宅】家族の疲労度、ストレスの程度の評価 4) 各専門職によるサービス提供状況と効果の把握 5) 看取りの経過の把握 6) 今後起こりうることなどへの家族への説明	1) 看取りの経過の把握	1) 家族からの相談対応 2) 本人の状況のモニタリング 3) 看取りの経過の把握 4) 介護職からの情報収集と評価	1) 診療 2) 症状コントロール 3) 看取りの経過の評価 4) 今後起こりうる変化について家族への説明 5) 夜間、緊急時の対応について看護師への指示
		文書	看取り介護計画書			
↓	本人の家族との面談		1) 医師による経過の説明 2) 本人・家族からの要望、思いや気持ちのお伺い 3) 今後起こりうることの共通理解 4) 看取りの具体的計画の確認 家族への説明と同意 5) 最期のその時における連絡体制、家族内での対応（親族への連絡、葬儀社への連絡など）の確認			
臨死期	時間単位	本人・家族支援	1) 本人へ感謝の言葉かけ 2) 家族へ、本人に伝えたいことを告げるように促す		1) 本人へ感謝の言葉かけ 2) 家族へ、本人に伝えたいことを告げるように促す	
		専門的関与多職種連携	1) 医師、看護師からの連絡受け 2) 家族の気持ちを肯定し支える			1) 看取りの経過の評価 2) 家族への説明 3) 死亡診断
		文書				死亡診断書
↓						
死後の時期		家族支援	1) 家族へのねぎらい、御礼	1) 家族へのねぎらい、御礼	1) 家族へのねぎらい、御礼	1) 家族へのねぎらい
		専門的関与多職種連携	1) 看取りの評価 2) 【在宅】家庭への訪問 3) 【在宅】家族の思いや気持ちの表出の機会の提供		1) 看取りの評価 2) 家族の思いや気持ちの表出の機会の提供 3) 施設内でのお別れ会の提供	
		文書				
終了カンファランス			1) 看取りの介護計画、その他の計画に基づいて評価 2) 本人・家族の意思決定とその実現について 3) 残された家族の課題 4) 今後の看取り事例に向けた見直し事項、課題とする事項など 5) お互いのねぎらい			

3章　暮らしのなかでの看取りの実践力を高める

看護師	介護職	管理栄養士	リハビリテーション専門職	【在宅】福祉用具専門相談員
1) 本人・家族の意向の確認 2) 【在宅】緊急時の連絡体制の確認	1) 本人・家族の意向の確認	1) 本人・家族の意向の確認	1) 本人・家族の意向確認	1) 本人・家族が何でも話せる関係づくり
1) 情報収集とアセスメント 2) 【在宅】「訪問看護計画書」の作成 3) 看護の開始 4) 医師との連絡、報告 5) 服薬状況と作用の観察、医師への報告 6) 看取りの学習会でのプレゼンテーション	1) 毎日の情報収集とアセスメント 2) 本人の変化について多職種への情報提供 3) 介護の提供 4) 本人・家族とのコミュニケーション、人間関係構築 5) 看取りのカンファランス、学習会の参加	1) 当該高齢者の栄養マネジメント 2) 本人の変化について多職種への情報提供 3) 嗜好調査、食事形態の評価	1) 当該高齢者の情報収集とアセスメント 2) 運動、ADLの評価と変化の観察 3) QOLを向上する運動の維持 4) 呼吸困難、拘縮などによる苦痛を解除する介入 5) ポジショニング、アライメントの調整 6) 【在宅】住宅改修、福祉用具の提案	1) 家屋環境の評価、福祉用具の選定提案
【在宅】訪問看護計画書 【在宅】訪問看護報告書		栄養ケア計画書		
1) 【在宅】本人・家族の意向の確認 2) 【在宅】緊急時の連絡体制の確認 3) 【在宅】家族の看取りの受け入れの様子と支援	1) 本人・家族の思い、飾らない気持ちなどの表出支援	1) 本人の思いなどの受け止め	1) 本人・家族との良好な人間関係の維持 2) 本人が気持ちよい表情をする機会の提供	
1) 本人の状況、症状の把握 2) 看取りの経過の評価 3) 家族の看取りに対する認識と説明 4) 今後起こりうる変化、症状の説明と準備 5) 最期の時に向けた家族の準備の促し 6) 介護職への情報提供や必要に応じて助言	1) 本人が好むことなどの支援 2) 本人の清潔維持　気持ちよい口腔状態の維持 3) 食べられるもの、飲めるものへの支援 4) 本人・家族の心が休まることへの支援 5) その他の日常生活の援助の実施	1) 食べられるもの、飲めるものの支援 2) 摂取量のモニタリング、評価	1) QOLを、安楽を向上する自動・他動運動の実施 2) 気持ちよく食べられる、飲める運動の調整 3) 本人の気持ちよい排泄の運動の調整 4) 呼吸困難、拘縮などによる苦痛を解除する介入 5) ポジショニング、アライメントの調整 6) ケアマネジャーへの連絡・報告	1) 排泄などに関わる福祉用具の選定提案
【在宅】訪問看護報告書				
1) 【在宅】本人・家族の意向の確認 2) 【在宅】緊急時の連絡体制の確認 3) 【在宅】家族の看取りの受け入れの様子と支援	1) 本人・家族の思い、気持ちなどの表出支援	1) 本人の思いなどの受け止め	1) 本人が大切にされているという家族の思い	
1) 最期に向かう症状に対するケアの提供 2) 【在宅】最期のその時に対し家族の対応の助言 3) 今後起こりうる変化について家族への説明 4) 介護職への情報提供 5) 夜間など看護師が不在の際の連絡体制の確認 6) オンコール対応の体制づくり	1) 本人が好むことなどの支援 2) 本人の清潔維持　気持ちよい口腔状態の維持 3) 食べられるもの、飲めるものへの支援 4) 本人・家族の心が休まることへの支援 5) その他の日常生活の援助の実施 6) 他のチームメンバーに変化の報告	1) 食べられるもの、飲めるものの支援 2) 摂取量の変化のモニタリング、評価	1) リラクゼーション 2) 痛み、倦怠感、不眠、呼吸苦などからの解放 3) 楽になる呼吸、口腔ケアへの支援 4) ストレッチなどの徒手療法 5) 【在宅】家族への介助指導 6) ポジショニング、アライメントの調整	
【在宅】訪問看護報告書				
1) 本人へ感謝の言葉かけ 2) 残された時間が限られていることの説明	1) 本人へ感謝の言葉かけ 2) 家族へ、本人に伝えたいことを告げるように促す	1) 本人へ感謝の言葉かけ	1) 本人へ感謝の言葉かけ	
1) 看取りの経過の評価 2) 家族の気持ちの支援 3) 医師への連絡・報告 4) 死後のケア	1) 本人の清潔維持　気持ちよい口腔状態の維持 2) 気持ちよい環境の整備・整頓 3) 家族の心が休まることへの支援 4) 身体的変化の把握 5) 最期のその時における連絡 6) 死後のケア		1) ポジショニング、アライメントの調整	
1) 家族へのねぎらい	1) 家族へのねぎらい、御礼	1) 家族へのねぎらい、御礼	1) 家族へのねぎらい、御礼	1) 家族へのねぎらい、御礼
1) 看取りの評価 2) 【在宅】家庭への訪問 3) 【在宅】家族の思いや気持ちの表出の機会の提供	1) 看取りの評価 2) 【在宅】家庭への訪問 3) 家族の思いや気持ちの表出の機会の提供 4) 施設内でのお別れ会の参加	1) 看取りの評価	1) 看取りの評価 2) 【在宅】家庭への訪問 3) 【在宅】家族の思いや気持ちの表出の機会の提供	1) レンタル福祉用具の引き上げ
【在宅】訪問看護報告書				

相談員、介護支援専門員（ケアマネジャー）、福祉用具専門相談員など多くの専門職がいます。こうしたチームメンバーの看取りにおける役割をお互いが理解し、看取りの統一方針に向ってそれぞれの専門性を生かして役割を遂行していくことが必要です。

表3-6 に、介護保険制度を利用し看取りを行う際の、周死期に沿った専門職ごとの役割モデルを示しています。

高齢者の状況や経過、家族の看取りに対する受け入れの程度、家族間の協力意識などの個々のケースの特性により、実際の進行にはさまざまなバリエーションが生じます。介護保険におけるサービス担当者会議や、その他の看取りに関する話し合いをとおして、それぞれのケースに応じた最適な選択を求め積み上げる看取りのプロセスは、「ひとつとして同じ経過と対応はない」看取りを知るよい機会となります。

■ 看取りのフロントライン・ワーカー、介護職員の看取りの実力づくり

高齢者の生活とその暮らしのなかでの死は連続しているので、日常のケアとその先にある看取りは連続した一体のものです。特に要支援・要介護状態となった高齢者については、介護職員（ホームヘルパーを含む）がフロントライン（最前線）にいるケアの提供者です。その介護職員が看取りについての実践的な対応力を身につけることは、これから生活の中での看取りが増える見込みの中にあって、欠かせない取り組み課題といえます。

著者らによる全国の介護職員500人を対象とした研究によれば[1]、看取りを行う上で下記のようなことに心配があると回答しています（表3-7）。

　・利用者の容態が急に変化し、亡くなること
　・利用者がいつ亡くなるのか、判断できないこと
　・看取りの経験や知識の不足のため、看取りに対する自分自身の不安があること
　・利用者やその家族の意向に沿う看取りができるか、わからないこと
　・利用者や家族にどのように声をかければよいか、わからないこと
　・医師や看護師とうまく連携できるか、わからないこと

また、看取りについて学習したことがあることでは、

　・人が死に至る自然の経過について
　・心肺停止など、急に状態が変化した時にどう対応するか
　・心肺停止時における救命処置

などは看取りの経験数が多いほど、学習が行われていたようですが、

　・利用者やその家族と話し合う方法や看取りの方針を決めるやり方について
　・心肺停止時における救命処置以外の対応
　・遺体のケア（死後処置）について

については、看取り経験が少ないほど学習の機会がなかったことがうかがわれました。

調査では10人の介護職員への直接インタビューも行いましたが、看取りの経験がない、あるいは少ない介護職員は次のように考える傾向があるようでした。

表 3-7 看取り経験数別 看取りに対する介護職員の認識（n=500）

	0 (n=198) n / %	1-5 (n=235) n / %	6- (n=67) n / %	(n=500) total / %	p value
勤務する施設で看取りを行う上で心配するケアに関すること（複数選択）					
利用者の容態が急に変化し、亡くなること	102 / 52%	123 / 52%	40 / 60%	265 / 53%	0.491
利用者がいつ亡くなるのか、判断できないこと	102 / 52%	96 / 41%	27 / 40%	225 / 45%	0.059
看取りの経験や知識の不足のため、看取りに対する自分自身の不安があること	81 / 41%	70 / 30%	13 / 19%	164 / 33%	<0.001
利用者やその家族の意向に沿う看取りができるか、わからないこと	62 / 31%	78 / 33%	23 / 34%	163 / 33%	0.870
利用者や家族にどのように声をかければよいか、わからないこと	50 / 25%	75 / 32%	18 / 27%	143 / 29%	0.294
医師や看護師とうまく連携できるか、わからないこと	43 / 22%	45 / 19%	15 / 22%	103 / 21%	0.567
施設内で看取りを行うことで、利用者の不安が増すこと	38 / 19%	36 / 15%	13 / 19%	87 / 17%	0.568
上記のような心配なことはとくにない	31 / 16%	37 / 16%	11 / 16%	79 / 16%	0.569
その他	3 / 2%	4 / 2%	0 / 0%	7 / 1%	0.570
看取りに関し学習したことがあること					
人が死に至る自然の経過について	149 / 75%	211 / 90%	58 / 87%	418 / 84%	<0.001
心肺停止など、急に状態が変化した時にどう対応するか	134 / 68%	191 / 81%	55 / 82%	380 / 76%	<0.001
心肺停止時における救命処置	124 / 63%	167 / 71%	43 / 64%	334 / 67%	0.158
利用者やその家族と話し合う方法や看取りの方針を決めるやり方について	69 / 35%	140 / 60%	48 / 72%	257 / 51%	<0.001
心肺停止時における救命処置以外の対応	57 / 29%	128 / 54%	36 / 54%	221 / 44%	<0.001

川上嘉明，浜野淳，小谷みどり，他．介護職員の看取りに対する認識と認識に影響する要因—混合研究法を用いた探究的研究—．Palliative Care Research. 2019；14：43-52

- 「死」は、異常事態と考えている。そのため死の兆候を呈する高齢者には、まず救命処置が必要である。
- 「死」は予見できず、また段階がなく急激に起こるものであり、常に急死である。
- そのため、「死」は医療関係者がいないと対応できないものと考える。
- 平穏に経過する「死」が想像できない。

これらのことから、看取りの経験がない介護職員ほど、死に至る軌跡、段階、また、安らかに死に至る経過などから学習を進め、実際に看取りを経験していく必要があると考えます。

施設での看取りが増えるにつれて、ご家族から「いいお別れができました」「いい看取りができた」という評価をいただくことが増えてきました（介護職員）。

研修後のアンケートより

■看取りの施設・居住系サービス　事業所内の学習プログラム（例）

介護報酬の加算制度では 2006 年に「看取り介護加算」が新設され、現在は、特別養護老人ホーム、

特定施設入居者生活介護、認知症グループホームで一定の条件を満たすことにより加算が可能となっています。

その算定をするための施設基準には、「看取りに関する職員研修を行っていること」（指定介護福祉施設サービスにおける看取り介護加算に係る施設基準）となっています。しかし調査によれば、看取り介護を実施しているにも関わらず看取り介護加算をしていない施設があり、その理由として、「常勤看護師1名以上配置し、施設又は病院等の看護職員との連携による24時間の連絡体制を確保することができない」（33.4%）についで、「看取りに関する職員研修を実施することができない」（15.7%）ことが明らかになっています[2]。

施設の介護職員は、全員が一定の基礎教育を受けてきているわけではなく、また介護福祉士の教育においても、看取りや終末期ケアに対して体系的な教育カリキュラムはありません[24]。施設の介護職員は、「看取りに関して、とくに施設でも研修はないです」、「職場で2～3ページの資料は渡されました」、「個人的興味で、グリーフケアなどの研修は行きます」[1] などと述べています。このような

表3-8　事業所内で進められる看取りに関する学習項目の例

学習項目	担当者（例）
1　当該事業所，訪問看護ステーションの看取りのとらえ方	
1）看取りの方針	施設長・所長・管理者
2）これまでの看取り事例から	施設長・所長・管理者
2　当該事業所，訪問看護ステーションの看取りの体制	
1）嘱託医　看護師との連携	施設長・所長・管理者
2）在宅医との連携	管理者
3）協力病院，医療機関との連携体制	施設長・所長・管理者
3. 意思決定支援	
1）ACPの考え方	施設長・所長・管理者・生活相談員
2）看取りの同意	施設長・所長・管理者・生活相談員
4. 終末期の生理学	
1）がん，非がん，疾患群別経過	医師
2）疼痛などの症状緩和とその方法	医師
3）薬物療法	医師・薬剤師
4）麻薬の知識	医師・薬剤師
5. 看取りの進め方	
1）看取りケアにおける家族への支援	施設長・所長・管理者・生活相談員
2）看取りの時期の見立て	看護師
3）医師との連携	看護師
4）看取り期の臨死期における各職種の役割	看護師
5）夜間など看護職員との連携体制	看護師
6）各症状とその症状緩和	看護師
7）高齢者本人，その家族の死への不安に対する心理的ケア	看護師・生活相談員…
8）摂飲食，排泄，口腔ケア，ポジショニング等の具体的なケア	介護主任・ユニットリーダー…
9）死後のケア	看護師
10）家族との連携，声かけの方法	生活相談員・介護主任・ユニットリーダー…
6. 看取りのケアマネジメント	
1）看取りの計画	ケアマネジャー
2）多職種との連携	ケアマネジャー
3）ターミナルケア加算，看取り介護加算	ケアマネジャー・生活相談員
4）医師法第20条但書，第21条など関係法令	
7. 事例検討	
1）実践してきた事例	ケアマネジャー　生活相談員…
2）事例への職員アンケート，家族アンケートの結果	ケアマネジャー　生活相談員…

状況にありながら、施設・居住系サービスでの看取りの数は確実に増加しており、施設・居住系サービス、訪問介護事業所では看取りに関する体系的な学習が必要です。

　表3-8 の「事業所内で進められる看取りに関する学習項目の例」を作成してみました。この内容の一部をとりあげ、また事業所の実態に合わせて再編し、継続的に看取りの学習が行われるとよいと考えます。

■引用・文献一覧 ⋯⋯

1) 川上嘉明，浜野淳，小谷みどり，他．介護職員の看取りに対する認識と認識に影響する要因─混合研究法を用いた探索的研究─．Palliative Care Research. 2019; 14: 43-52.
2) 全国老人福祉施設協議会／老施協総研．特別養護老人ホームにおける看取りの推進と医療連携のあり方調査研究事業報告書．2015.
3) PwCコンサルティング．令和2年度老人保健事業推進費補助金（老人保健健康増進等事業分）特別養護老人ホームにおける看取り等のあり方に関する調査研究報告書．2021.
4) 山田美幸，岩本テルヨ．特別養護老人ホームのターミナルケアにおける看護職の役割と課題．南九州看護研究誌．2004; 2: 27-37.
5) 林隆司，泉谷利彦，綱井清志，他．介護老人福祉施設における専門職の役割─リハビリテーション職・看護師・介護福祉士・ソーシャルワーカーの連携の視点から─．医療保健学研究．2010; 1: 41-54.
6) 田中マキ子．在宅におけるクリニカルパス展開上の課題．訪問看護と介護．2005; 10: 1022-28.
7) 澄川幸恵，長畑多代．特別養護老人ホームに転職した看護師のリアリティショックの様相．老年看護学．2020; 24: 87-95.
8) 山本雅基．山谷でホスピス始めました．実業之日本社．2006.
9) 厚生労働省．介護老人福祉施設の基準・報酬について．2011. https://www.mhlw.go.jp/stf/shingi/2r9852000001uuqn-att/2r9852000001uust.pdf（2024年10月1日アクセス）
10. 平尾由美子，鈴木博美，大桐四季子，他．病棟勤務等から訪問看護業務に移行した看護師が感じる戸惑いや困難，伝統医療看護連携研究，2022; 3: 64-72.
11) 森陽子，大山裕美子，廣岡佳代，他．新たに訪問看護分野に就労した看護師が訪問看護への移行期に経験した困難とその関連要因．日看管会誌．2016; 20: 104-114.
12) 星美鈴，杉本健太郎，佐々木晶世，他．サービス付き高齢者向け住宅の介護職が看護職に期待する役割．日健医誌．2023; 32: 206-11.
13) 厚生労働省．人生の最終段階における医療・ケアに関する意識調査事業．人生の最終段階における医療・ケアに関する意識調査報告．2023.
14) 日本財団．人生の最期の迎え方に関する全国調査結果．2021. https://www.nippon-foundation.or.jp/who/news/pr/2021/20210329-55543.html（2024年10月1日アクセス）
15) 大岩孝司．がんの最後は痛くない．文藝春秋．2010.
16) 永井康徳．たんぽぽ先生のおうち看取り．幻冬舎．2020.
17) 養老孟子，小堀鴎一郎．死を受け入れること ─生と死をめぐる対話─．祥伝社．2020.
18) キューブラー・ロス．続 死ぬ瞬間．読売新聞社．1999.
19) 日本医学会．異状死ガイドライン．日法医誌．1994; 48: 357-358.
20) 川上嘉明．穏やかに逝く．環境新聞社．2009.
21) 川越厚．厚生労働科学研究費補助金 医療技術評価総合研究事業　在宅療養者の看取りにおける訪問看護師と医師との連携に関する研究　平成19年度 総括・分担研究報告書．2008.
22) 看護問題研究会監修．新たな看護のあり方に関する検討会 報告書．日本看護協会出版会．2004.
23) 川越厚．在宅末期がん患者に対する医療行為　3. 死亡診断に関する事前約束指示．訪問看護と介護．2008; 13: 222-6.
24) 日本介護福祉士養成施設協会．介護福祉士養成課程 新カリキュラム教育方法の手引き．2019.

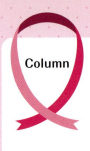

Column

【"看取り"ドキュメンタリー】
ケアの専門家はどのようにご利用者を看取るか：特別養護老人ホームでの看取り

私たちは決して見捨てない

■ 社会福祉法人 小田原福祉会 特別養護老人ホーム 潤生園
■ 施設長　井口健一郎

　特別養護老人ホーム潤生園では30年以上の施設内看取りの歴史があり、毎年、退所者のうち9割の方々を施設内でお看取りします。最期の最期まで私どもを信頼し、潤生園を人生最期の地に選んでくださるご利用者及びご家族様への感謝の思いは尽きません。
　私で潤生園の施設長は4代目になりますが、創立者で初代理事長の時田純の時代から、積極的な医療を避け、1990年代に、おそらく世界で初めて潤生園が開発した嚥下調整食である「介護食」で最後のワンスプーンまで人間らしく口から食べ、全機能を使い果たして、穏やかに死に馴染んでいく看取りケアを実践しています。
　2000年に介護保険制度がスタートしましたが、その前の時代の施設入所は措置制度でした。措置制度とは、身寄りのない、常時介護が必要と行政が判断したお年寄りに対して、行政処分として行政が施設を選び、対象者を保護する制度です。いわば、施設側もお年寄り側も選ぶ権利がなく、入所するという仕組みです。
　潤生園のお年寄りのなかには、小田原ではなく、別の市町村から来た方もいらっしゃいました。常時介護が必要になって、心身共に疲弊しきって入所したお年寄りを、真心からの介護で心身を潤し、人として尊重されて、生きていただきたいと創設したのが潤生園です。

病院に移るとほとんどの方が亡くなってしまう

　かつて潤生園も、飲み込みが困難な合併症状が出ると対応が困難になり、ご利用者を止むを得ず病院へ搬送していた時期がありました。ところが病院に移るとほとんどの方が亡くなられるという事態を目の当たりにしました。そして、このことが当時の職員たちに反省とともに大きな気付きを与えてくれたのです。病院が良いとか悪いとかということではなく、病院に移ったことによって「自分はもうダメなのだ。施設からも見捨てられたのだ」と思わせてしまったのではないか。そのために死を受け入れてしまったのではないか。お年寄りたちは、介護職員の一日でも長く元気で生きてほしい、という願いや気持ちに応え、日々懸命にいのちを繋ぐ努力をしている。それなのに、私たちは心ならずもお年寄りのその思いを汲まずに、体調が悪くなると病院に搬送するという残酷な選択をしてしまっていたのではないのか、と考え始めるようになりました。
　この後悔の思いから、潤生園の施設内看取りの挑戦が始まりました。この当時、福祉施設での看取りなど、ほとんど事例のないなかでの取り組みでした。もちろん、そのためには医師の理解も必要ですし、看護師チームの看取り期に対する考え方、対応の統一も必要になります。ご家族からのご理解も必要になります。様々な困難な状況も乗り越え、潤生園はこの30年間、

9割の方々の人生の最期に関わらせていただいています。

一人として同じ人はいない。人生の最期を穏やかにその人らしく支えていくことは、看護の力ももちろん大切ですが、常日ごろ、細かい変化の兆しにいち早く気づき、伴走する介護の力が必要です。かゆみ、快・不快、新鮮な空気、音環境、におい等々の様々な環境整備、何よりも介護職員こそ最大の環境要因ですが、これらのすべてが生命力の消耗を最小限にしながら、生きる力を最期まで引き出していく。死に向かっていくケアではなく、延命をするケアではなく、体の全機能を使い、枯れるように亡くなっていく過程を苦痛なく支え、最期まで「生きる」を支えるケアが介護の現場にあります。それはこれまで潤生園でいのちを終えられたすべてのお年寄りから教えていただいてきた潤生園の財産です。

人は看取り期になると身体的な傷み、精神的な痛み、社会的な痛み、スピリチュアルな痛みを感じると言われています。私たちは、一人ひとりのQOL（クオリティ・オブ・ライフ）を大切にして、なるべく質の高い生活を支えながら、その人らしい誇りと尊厳を保ったまま、安らかに死を支えていくことが大切であり、それこそ福祉職の役割ではないかと思っています。

命をかけて教えていただいたことを
次のケアに繋げる

かつては、看取りも出産も家庭のなかにありましたが、社会環境の変化によって、看取りも出産も医療の領域になりました。老化とは身体の細胞が量的に減少して機能が縮小していく過程であり、一般的には普通に生を維持しながら、細胞が次第に、死に馴染んでいく変化であると考えられています。

老化の過程は常に進行形で不可逆的であるのが通常です。看取り期に差し掛かったとき、施設としては、9つの要素に注力します。①苦痛の緩和が施設ケアで可能か否かを判断する、②状態の変化に伴い本人・家族とのインフォームドコンセントを重ねる、③本人・家族の意向に沿ったケアプランの策定、④状態の変化の観察と適切な環境、ケアの選択、⑤残存機能の活用により生きる意欲への継続的アプローチ、⑥心地よいケアによる心理的な不安感の除去、⑦適切なケアによる苦痛緩和と合併症の予防、⑧家族への緊密な連絡による不安と緊張の緩和、⑨医師への連絡と指示による医療的処置、などです。特に、本人にとって快の環境を作るために、①換気をする、②頻繁な吸引は避ける、③食事や水分をすすめない、④バイタル測定は最小限にとどめ、数値は目安とする、⑤不動の痛みをとり除く、⑥清潔を保持する、⑦排泄の管理、⑧家族にも可能な限り参加していただくなど、繊細な観察を基本にしたケアが必要です。

また、チームでケアに当たりますが、その場合メンバー全員とのコンセンサスが重要です。経験が浅い介護職員は自分のケアが死期を早めたら？　見ているだけでよいのか？　病院へ行った方が？　など様々さまざまな不安がよぎります。こうした職員の不安を払拭するため、日中のうちに看護師が中心となり、対応方法をあらかじめ決めておくことが大切です。介護職員間で、先輩職員やリーダーなど、看取りの経験が豊富な同僚とよくコミュニケーションを図り、チームで看取る安心感、連帯感を作ることもとても重要です。

また、死に向かい小さくなりつつあるいのちですが、それでもそのなかにある本人の残された力（見る力がある、聴く力がある、苦痛を表情で示せる、声かけに手を動かして応えられる、

目を合わすことができる、など）に着目する視点も大切です。看取り後もそのご利用者が命をかけて教えてくださったことを活かして、次のケアに繋いでいくよう努めています。

「福祉的看取りケア」の実践

お年寄りに対するケアのあり方は、単に物質的な意味で施設が整っていればよいというものではありません。そこに血を通わせていかなければいけない。根本は一人ひとりの愛情であり、「心」の次元にかかってくるのです。介護職員や看護師が親身になって悩みを聞いてくれた。ナースコールを押すと、嫌な顔一つせず、職員が駆けつけてくれた。お年寄りにとっては、それがなによりの喜びです。全部、「人」であり、私たち一人ひとりの「ふるまい」がケアの良し悪しを決めていくのです。

生活の場である介護施設では、精神的な豊かさが満たされたものであるかどうかを考えたいものです。「緩和ケア」は、肉体的な苦痛を和らげるだけでなく、究極的には「死」そのものがもたらす苦しみの緩和が重要になります。相手の苦しんでいる原因を取り除いてあげる。介護とは"命で命を支える"究極の人間性のふるまいではないでしょうか。介護は信頼の上に成り立つ行為であり、人生のフィナーレまで託されているのはこの上ない誇りです。その信頼に応えられるよう、真心で尽くし、人格を最大に尊重していく。どのようなケアを受けられるかで、人生の最終段階でのQOLは異なるように思います。

体の全機能を使いきり、天寿を全うした自然死こそ最も安らかな死であろうと考えられます。死は決して特別なものではなく、日常生活の延長線上にあり、誰にも必ずいつかは訪れるものです。施設で多くのお年寄りの最期の時間をともに過ごすなかで、ほとんど医療的な介入を必要としない自然死すなわち老衰死を支える「福祉的看取りケア」の実践こそ、これからの施設が果たす使命ではないでしょうか。■

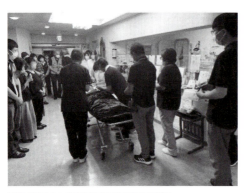

施設を後にされる利用者様に折り鶴を捧げる
「最期まで素敵な方でした……忘れません」

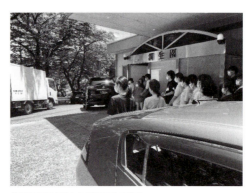

施設の正面玄関からご出棺を見送る
「また、お目にかかりましょう」

4章

「周死期」における看取りのプロセス：
看取りは段取り八分

4章

「周死期」における看取りのプロセス：看取りは段取り八分

1 高齢者との最初の出会いのときから看取りの準備は始まっている

■ ひっ迫する救急医療

　施設・居住系サービス、または在宅で訪問看護師、家族らからの救急搬送の依頼、そして救急外来の受診は日常的なできごとです。現在、搬送人員の約62％が高齢者、同じく約25％、つまり4分の1は85歳以上の高齢者となっています[1]。また、高齢者が心停止時などの急変時には延命処置を望まない（Do not attempt resuscitation; DNAR）ことを表明していたのにも関わらず、心肺蘇生を行いながら救急搬送されるケースも日常的に発生しています[2]。

　一方で、心肺停止（Cardiopulmonary arrest; CPA）で搬送された高齢者の死亡率は他の年齢層より高く、約93％は蘇生の甲斐なく死に至っています（図4-1）。また、たとえ心停止の状態から蘇生が成功したとしても、人工呼吸器管理や人工栄養などの「医療依存状態」になることがあり、心肺蘇生がめざす患者の元の生活や社会への復帰とはほど遠い状態となっています。

　しかしながら、ある高齢者ケア施設の職員は、「（心肺停止状態から）助かるかどうかはともかく、家族に対して、施設はできる限りのことをしたという事実が必要なんです」と救急搬送に頼る理由を述べたという記事が新聞に掲載されたことがあります[3]。

　救急搬送をすることの目的が救命というより、施設の免責となっている可能性があります。これでは高齢者本人は当然のこと、高齢者ケア施設の職員、救急隊、救急医療に携わる医師らの医療従事者の努力は、徒労に終わるばかりです。都立病院の救命救急センター部長は**「救急医療機関は、看取り施設ではない」**と述べています[4]。

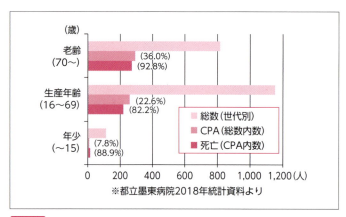

図4-1 収容患者の世代別にみたCPA患者数およびその死亡率

濱邊祐一. 救急医療機関から. 在宅診療. 2019; 4: 565-7.

地域における高齢者ケアでは、高齢者本人が最期のそのときまでどう生きたいのか、また、家族はどう考えているのか、**話をする機会を具体的に、定期的にプログラムしておく**ことが必要です。

　　後期高齢者の心肺停止から救急車の要請、蘇生をしながら搬送先の救急外来で死亡確認。施設にとっては免責、家族も何かしてあげた感を持てる。

　　　　　　　　　　　　　　　　　　　　　　　　ある救急医のつぶやき

■ サービス開始のときに看取りの意向を確認する

　高齢者、またその家族と看取りの話を始める機会として、まずはケアサービスを開始するタイミングがあります。

　自分自身の身体の衰えなどの話を受け入れられる高齢者の人柄にもよりますが、在宅で介護保険サービスを開始する際、重要事項説明の機会をとらえ、どのように未来の自分を考えているか、高齢者本人の意向を聞いてみることができます。また、居宅介護支援では終末期の意向を確認することなどにより「ターミナルケアマネジメント加算」を算定することもできます。

　ケアマネジャーのなかには医療職と接触を持つことに苦手意識がある人もいるようです。高齢者の状態が悪くなってから訪問看護が導入されることがありますが、継続的に医療の目が入ることによって、次に起こることの予見や対処、また看取りに向けた早い段階からの準備もできます。先を読みながら、ケアプランのなかに早い段階で訪問看護を入れていくことが大切です。

　施設・居住系サービスのうち、特別養護老人ホーム、グループホームなどでは、「看取り介護加算」の算定が可能となっています。その要件のなかに、

・看取りに関する指針を定め、入居の際に、利用者又はその家族等に対して、当該指針の内容を説明し、同意を得ていること
・医師、生活相談員、看護職員、介護職員、介護支援専門員その他の職種の者による協議の上当該指定特定施設における看取りの実績等を踏まえ、適宜、看取りに関する指針の見直しを行うこと

とあります（指定施設サービス等に要する費用の額の算定に関する基準、厚生労働大臣が定める施設基準）。まずは入所、入居時に、「看取りの方針」（図4-2）を示し、図4-3のような書面を使って、本人、家族と話し合いを始めます。

　特別養護老人ホームの平均入居期間が年々短くなり、介護保険開始当初の約4年から2019年には約3.2年と、年々短縮する傾向にあります[5]。また、**特別養護老人ホームは、病院に次いで急変する高齢者が発生しやすい施設と言われます**[6]。著者が経験した突然死（瞬間死、急性症状の発現後24時間以内の死）の死亡診断には、急性心筋梗塞、急性心不全、胸部大動脈瘤破裂、脳梗塞、脳出血などがありました。

　本人、家族は施設・居住系サービスの利用が決まったばかりの時期は、そこから先のことを考える余裕がないかもしれません。しかし、突然死を含め、高齢者の最期を考える最初の重要な機会とすることが不可欠であると考えます。

> **看取り介護に関する指針 (例)**
>
> 看取り介護の方針
>
> 　「看取る」とは、病人のそばにいて世話をする、死期まで見守り看病する (大辞林、第四版) とあります。
> 　当施設では、以下のケアの原則に基づき、死に近づいている高齢者が、「**最期のそのときまで、その人である**」ことがもっとも重要なことであると考え看取りをいたします。
>
> ケアの原則
> 　1. 生命力の消耗の最小化
> 　2. もてる力の活用
> 　3. 回復過程の促進
> 　4. 生命力の増大　または自然死の過程をたどる
> 　5. QOL (生命・生活の質) の向上とその人らしい生活（死）の実現
> 　　 (金井一薫、新「看護の 5 つのものさし」より引用)

図 4-2　「看取り介護に関する指針」例

2　ACP、看取りケアの計画──本人にとって大切なことは何か

■ アドバンス・ディレクティブとリビングウィル

　高齢者ケアの場面では、高齢者本人の状態が急激に悪化してからはじめて家族らが、
「今までそんなこと考えたこともなかった」
「食べられなくなったらどうして欲しいのか、（本人から）聞いたこともなかった」
と自分のことを言葉で伝えることができなくなった高齢者を前に、その苦渋の思いを吐露することがしばしばあります。

　また搬送された 90 代の男性入居者を担当した救急医が、「ACP はどうなっていますか？」と、ある高齢者ケア施設の配置医に聞きました。そうしたらその配置医が、「まだ終末期ではありません！」と怒りをあらわにして応答したという話があります。

> 　病気とは、毒されたり（poisoning）、衰えたり（decay）する過程を癒そうとする自然の努力の現われであり、それは何週間も何ヵ月も、ときには何年も前から気づかれずに始まっていて、このように進んできた以前からの過程の、その時々の結果として現われたのが病気という現象なのである。
>
> 　　　　　　　　　F. ナイチンゲール『看護覚え書（第 8 版）』（現代社訳）

4章 「周死期」における看取りのプロセス：看取りは段取り八分

急変時および看取りに関する私たちの希望をお伝えする書

年　　月　　日 記入

　私本人、または本人の意思を代弁する私たち家族は、生命の存続に関わる急変時、および貴施設の医師が死の時期がより近づいていると判断した場合、現在、次のような対応を希望しております。

　なお、本希望は、時間の経過により変わることがあることをご承知ください。

1. 生命の存続に関わる急変時について (希望している選択肢に☑)

□心肺蘇生を行い、病院 (三次救急を含む) へ搬送する。

　　※気管内挿管などを含め、救命を最優先する。

□心肺蘇生を行い、病院 (二次救急) へ搬送する。

　　※救命を望むが、気管内挿管などの徹底した救命処置は希望しない。

□そのまま当施設で最期を迎えることになってもよい。

□その他：

2. 看取りの時期と判断された場合 (希望している選択肢に☑)

□病院で最期を迎えたい。

　　※ある程度の治療を希望する。

□当施設で最期を迎えたい。

　　※治療は当施設が提供できる範囲、または希望しない。

□その他：

3. 食事や水分が摂れなくなってきた場合 (希望している選択肢に☑)

□経管栄養 (経鼻経管、胃ろう) を希望する。

□経口から食べられる、飲める範囲でよい。

　　※その状態が進めば、最期に至ることも承知している。

□その他：

4. その他、施設に伝えたいこと

　　

○利用者名
○身元引受人 (第一連絡先)　氏名　　　　　　　　続柄
　　　　　　　　　　　　　　住所　　　　　　　　電話
○家族　　　 (第二連絡先)　氏名　　　　　　　　続柄
　　　　　　　　　　　　　　住所　　　　　　　　電話
○家族　　　 (第三連絡先)　氏名　　　　　　　　続柄
　　　　　　　　　　　　　　住所　　　　　　　　電話

図 4-3　看取りに関する希望を伝える書面例

　高齢者本人の意思確認が難しくなると、医療やケアに対する細かな意向を確認することが困難になります。また「ACP は取れていますか？」といった表現を医療現場で聞くことがあります。しかし、ACP は一回行えば終わりというわけではなく、当人が冷静に将来を考えられる頃から、繰り返し話し合いの機会を持ち、その意思を関係者とともに上書き保存しておくことが必要です。

関連する用語でリビングウィルや、アドバンス・ディレクティブといった言葉があります。まずはそれぞれの言葉の定義と関係性を整理しておきます[7]。

1）アドバンス・ディレクティブ（Advance Directive; AD）

・将来判断能力を失った際にそなえ、自分に行われる医療行為に対する意向を前もって示すこと
　　例：心肺停止時に、心臓マッサージ、気管挿管、電気ショック、昇圧剤をするかどうか
　　食事が摂れないときに、中心静脈栄養、胃ろうなどの経管栄養をするかどうか。
・医療行為について患者が医療者に指示をする
・認知症などにより患者自身が判断できなくなった際の**代理決定者を明らかにする**

2）リビングウィル（Living Will; LV）

・将来意思決定能力がなくなったときに、生命維持治療をしてほしいか、してほしくないかについて主治医や家族に知らせる指示書
・アドバンス・ディレクティブの**「医療行為について患者が医療者に指示」する内容を文書で表したもの**

　上記の両者の関係は、**図 4-4** で示したとおりです。

■ アドバンス・ケア・プラニング（Advance Care Planning; ACP）

　ACP の場合、

・患者、代理意思決定者、医療福祉従事者が協働して行う
・意思決定能力の低下に先立って行う
・話し合いのプロセスそのものが重要となる

　たとえば高齢者本人が「延命治療、心肺停止時の蘇生はお断り」とかかりつけ医や家族に伝えていても、いざ本人の状態が悪化すると家族は救急車を呼び、結果的に本人が望んでいない濃厚な治療を受けることになるケースは珍しくありません。また実際の場面では予測できない複雑な、細かい問題について選択をしなければならないことがあり、**アドバンス・ディレクティブだけがあっても、うまく機能しない**ということになります。

　家族や本人に代わって代理意思決定をする人が、本人の意思決定能力がなくなったときに受けたい治療や場所など、その決定に至る本人の志向性や価値観まであらかじめ話し合っておきます。これにより、予測できない問題に対する決断を迫られたときにも、何を選択すればよいのか代理で意思決定できる可能性が高くなるというわけです。そしてこの話し合いのプロセスこそがACP そのものであるといいます。

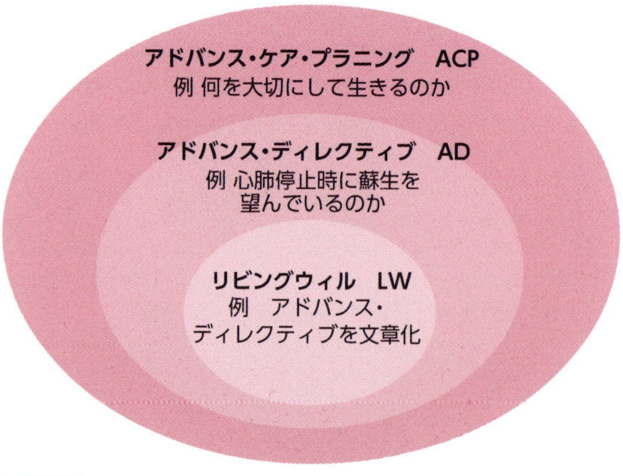

　そのため ACP を作成する過程では、AD のような「医療行為について患者

アドバンス・ケア・プラニング　ACP
例 何を大切にして生きるのか

アドバンス・ディレクティブ　AD
例 心肺停止時に蘇生を
望んでいるのか

リビングウィル　LW
例　アドバンス・
ディレクティブを文章化

図 4-4　ACP、AD、LW の関係

木澤義之. 今後のことを話しあおう. レジデント. 2016; 7: 96-101. を著者が改変

が医療者に指示をする」内容だけでなく、本人が「生きる上で」大切にしたいことが表現できるようになっています（図 4-5）。図 4-4 に示しましたが、ACP は AD および LW を包括する概念となっています。

こうした ACP が実際に機能することにより、以下のことが期待できる可能性があります[8]。

私の心づもり

　将来、自分自身で自分のことを決められなくなった時に備えて、今のあなたの希望や思いを整理してみましょう。
　ACP の手引きを参考に、以下の設問にお答えいただきながらご家族やあなたの代わりに意思決定してくれる人（代理人）、医療者と話し合いを持ちましょう。

1. 大切にしたいことは何ですか？(該当するものにすべて)☑)

　□楽しみや喜びにつながることがあること　　□家族や友人と十分に時間を過ごせること
　□身の回りのことが自分でできること　　　　□落ち着いた環境で過ごせること
　□人として大切にされること　　　　　　　　□人生をまっとうしたと感じること
　□社会や家族で役割が果たせること　　　　　□望んだ場所で過ごせること
　□痛みや苦しみが少なく過ごせること　　　　□医師を信頼できること
　□人の迷惑にならないこと　　　　　　　　　□納得いくまで十分な治療を受けること
　□自然に近い形で過ごすこと　　　　　　　　□大切な人に伝えたいことを伝えること
　□先々に起こることを詳しく知っておくこと　□病気や死を意識せずに過ごすこと
　□他人に弱った姿を見せないこと　　　　　　□生きていることに価値を感じられること
　□信仰に支えられること
　□その他　（　　　　　　　　　　　　　　）

2. 今の健康状態について相談できる医師はいますか？
　　　　□はい　　　　□いいえ

3. あなたの代わりに意思決定をしてくれる人はいますか？
　　　　□はい　　　　□いいえ

4. 治療を受ける場合、希望がありますか？
　　　　□一日でも長く生きられるような治療を受けたい
　　　　□どんな治療でも、とにかく病気が治ることを目指した治療を受けたい
　　　　□苦痛を和らげるための十分な処置や治療を受けたい
　　　　□痛みや苦しみが無く、自分らしさを保つことに焦点を当てた治療を受けたい
　　　　□できるだけ自然な形で最期を迎えられるような必要最低限の治療を受けたい
　　　　□その他　（

5. 将来、認知症や脳の障害などで自分で判断できなくなった時、あなたの希望は、以下のどれですか？(一つ選んでください)
　　　　□なるべく迷惑をかけずに自宅で生活したい
　　　　□家族やヘルパーなどの手を借りながらでも自宅で生活したい
　　　　□病院や施設でも良いので、食事やトイレなど最低限自分でできる生活が送りたい
　　　　□病院や施設でも良いので、とにかく長生きしたい
　　　　□その他　（

図 4-5　ACP の作成例（一部抜粋）

広島県地域保健対策協議会．もしものときのために伝えておきたいこと Advance Care Planning（ACP）私の心づもり

- より本人が望む場所での死
- 入院する機会の減少
- ケアを提供する人の満足
- 救急搬送要請の減少
- 経管栄養を行う機会の減少

　本人が急変してから家族らが「今までそんなこと考えたこともなかった」といったことにならないよう、本人や家族が冷静に考えられる平時に、ACPを繰り返し行って意思を確かめておくことは、高齢者本人にとって不本意な状態を生まないために重要なことです。

　「ACPを取っておく」と、一度取っておけばよいのではなく、繰り返し本人の意志、または私自身の意志を確かめ、周りに伝えて家族らもそれを受け止めていけるとよいですね。私自身は延命処置を受けず死を迎えたいと思っております。身近に自宅死された家族のために、やってきた刑事から「それで保険金はいくら入るの？」と聞かれたという話を聞いたことがあります。もう一度、最期の迎え方を考え直し、息子と話をしてみたいと思いました。

市民講座のアンケートより

　救急の現場でどこまで処置を行うのかを家族に聞いても「突然言われても決められない、とにかく今できることは何でもして欲しい」となる。じっくり話ができやすい普段のときに、在宅医、施設配置医、施設職員、在宅のケアの関係者はACPを進めて欲しい。

病院勤務医のひとこと

3　連続的に観察しているケアの視点から「看取りの時期」が見えてくる

■ 死に至る前の「年々の変化」を継続的に観察する

　年単位で緩やかに衰えが進行する高齢者において（p16、図1-4　老衰、認知症の軌跡モデル）、生命の予後を予測していくことは難しいことです。また変化が緩徐な上に日常的に観察しているほど、数ヵ月前、1年前の様子を忘れてしまい、ますます変化に気づきにくくなります。そうした年単位での変化について、ケアの場面で収集されている体重、その体重から得られるBMI（Body Mass Index: 体格指数）の推移は、状態の変化を可視化する一つの指標になると考えています。

BMI の計算式

$$BMI = \frac{体重（kg）}{身長（m）^2}$$

図 4-6 は、5 箇所の特別養護老人ホームで看取りが行われた 646 名の死亡 60 ヵ月前、つまり 5 年前から収集された BMI の平均値の推移を示しています。BMI であれば、身長に関わらず体格が指数化され、その数値が正常かどうかは一般の人でも（高齢者の家族でも）わかりやすいと思います。

ちなみに世界保健機構（World Health Organization; WHO）による BMI の判定基準は表 4-1 のようになっています。

さて図 4-6 の「平均 BMI」の変化に着目します。死の 5 年前の平均 BMI の値は、「20.6kg/m^2」であり、WHO による BMI の判定基準によれば、普通の体格です。しかし、その折れ線グラフを見てわかるように、数値が徐々に減少している様子が見えます。死の 12 ヵ月前、つまり 1 年前には平

表 4-1 BMI の判定基準（WHO）

BMI <17.0	やせ	thinness
BMI <18.5	低体重	underweight
BMI 18.5-24.9	普通	normal weight
BMI ≥25.0	過体重	overweight
BMI ≥30.0	肥満	obesity

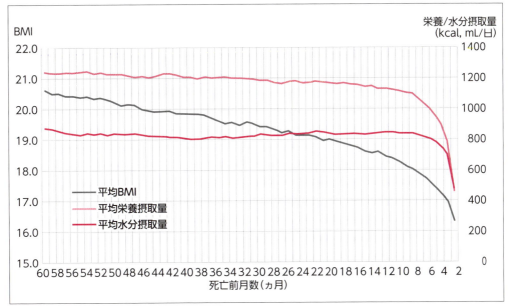

図 4-6 特別養護老人ホームで死亡した高齢者の 60 ヵ月前からの平均 BMI、平均栄養摂取量、平均水分摂取量の月ごとの推移

川上嘉明、井口健一郎、大枝真弓、他. BMI、食事・水分摂取量のトラジェクトリーから高齢者施設で死亡する高齢者の生命予後を予測する―特養で死亡、生存した高齢者の縦断的後方視的研究―. Palliative Care Research. 2024; 19, 219-29.

均 BMI が「18.5kg/m²」を下回るようになり、判定基準の「低体重」となります。そして死亡直前には「16.3kg/m²」まで減少しています。身長 160cm の人であれば約 41kg、身長 170cm の人であれば約 47kg の体重ということになります。

こうした「やせ」ていく状態については、そもそも食事の摂取量が足りていないからではないかという疑問が生じます。そこで同じ高齢者が 1 日あたり何キロカロリーの栄養を摂取していたか、その平均値を示したのが同じグラフのなかの「平均栄養摂取量」です。

死亡 60ヵ月前には平均で 1 日「1,241kcaL」の食事が摂れていました。対象となった高齢者について基礎代謝量推定式（Harris-Benedict 式）から算出すると、男性で約 940kcaL、女性で約 900kcaL となります。これに「ベッド以外の活動があるレベルの活動係数」として 1.3 倍をかけても約 1,200kcaL は適当な栄養量です。死に至る 7-6ヵ月前までは 1,200kcaL 近くまで食事は摂れており、つまり**「食べているのにやせていく」、意図しない体重減少（unintentional weight loss）が起こっている**ことがわかります。

体重は比較的簡易に測定できる数値ですし、施設・居住系サービスによっては毎月測定することが定常業務になっていると思います。特にロングターム・ケアの現場では数ヵ月から数年にわたる数値が手元にあるわけですから、その変化をグラフ化しケアチーム内で共有し、サービス担当者会議などで個々の高齢者のグラフを家族との話し合いのときに提示できるとよいと考えます。

「食べていてもやせてくる…」なんとなく感じていた臨床現場の実践知でした。現場にいるからこそ、こうした事実を示し、それを根拠に看取りを語ることができます。ケアの現場で高齢者を長い期間にわたって見ている看護職、介護職員だからできることです。

研修後のアンケートより

■ 死が近づく「数ヵ月前」からの変化を継続的に観察する：加速的に食べる量が減少する
1）食事摂取量の減少をモニターする

生命予後を予測する上で、意図しない体重の減少とともに、「食事量の減少」は有効な因子であることが数々の研究で明らかになっています。食事量のモニターだけでも、予後予測には有効であるとする研究もあるほどです[9),10)]。また在宅医療における「老衰（死）」の診断に関する調査では、老衰と診断するにあたり重視していることとして、老衰の死亡診断を行ったことがある約 93% の医師は「ADL や経口摂取の低下が緩徐（月〜年単位）であること」と回答していました[11)]。

特別養護老人ホームで死に至った要介護高齢者は、**図 4-6** のように死に至る 7〜6ヵ月前より、平均栄養摂取量が「非可逆的」にそして加速度的に減少しています。死に至る直前の平均栄養摂取量は 457kcaL と、1 年前の半分以下にまで低下していました。高齢者によっては一時的に食べる量が少なくなったり、また元に戻ったりを繰り返すことがあります。しかし特別何か原因が見当たらないにも関わらず、食べる量が減る一方であるときには、より注意してみていく必要があります。

また回復可能な食思不振の状態かどうかについて、**表 4-2** の「Meals on Wheels」のようなスク

リーニングがあります。体重減少の原因や食欲低下の隠れた原因をひととおり確かめておくために有用です。

著者のこれまでの経験のなかでも、パーキンソン病を患う高齢者で食事量が減少していくばかりの要介護高齢者に対し、それまでのミキサー食から形があり「噛みごたえのある」副食にしたところ、食べる量が増え安定したことがありました（障害物があるほうがリズミカルに歩けるといったように、パーキンソン病の「逆説動作」と言われます）。また、もう死の時期は近いと思われるほど食事量が減少した高齢者は、1日にバナナ半分を食べて数日過ごしたところ、量は少ないものの比較的安定して3度の食事が食べられるようになったり、経管栄養から経口で食事が摂れるようになったりした例は数多くあります。

これらの高齢者は再び食事量が減少し死に至りましたが、食事量が安定しない場合は、健常者の食事量、嚥下困難に対応するペースト食などの食事形態、1日3食でバランスの取れた食事といったステレオタイプな食事のあり方にこだわらない姿勢が必要です。「食べられるもの」を、「食べられるとき」に、「食べられるだけ」といった柔軟な姿勢で、それぞれの高齢者が安全で、安らかでいられる範囲で食事ができることがよいのではないでしょうか。

2) 苦痛がなく穏やかでいられる範囲で食事をする（Comfort Feeding Only; CFO）という考え方

同じ高齢者に対して、食事介助する人によって全量摂取できたりできなかったりすることがあります。神技のような食事介助により、一回もむせることなくスムーズに食事介助を行う技術を持つ介護職員もいます。その技術や高齢者と向き合う姿勢を学びたいと思います。

一方で何を試みても食べられないという状態が、看取りを行っている高齢者には現れます。口のな

表4-2 高齢者における体重減少の原因のスクリーニング　MEALS ON WHEELS

M	Medication	薬物療法（例：ジゴキシン、テオフィリンなど）
E	Emotional	情緒的な原因（うつ）
A	Alcoholism, Abuse, Anorexia	アルコール　虐待　食思不振症
L	Late life paranoia	老年期妄想
S	Swallowing problems	嚥下障害
O	Oral Problems	口腔の問題（例：歯科疾患、ドライマウス）
N	Nosocomial infections, No money	院内感染
W	Wandering and other dementia-related factors	徘徊など認知症随伴行動異常
H	Hypothyroidism, Hyperglycemia, Hypoadrenalism	甲状腺機能低下症　高血糖
E	Enteral problems	消化管疾患　吸収能低下
E	Eating problems	摂食上の問題　自分で食べられない
L	Low salt, Low cholesterol, Therapeutic diets	低塩分　低脂肪食
S	Stones, Shopping problems, Social Problems, Isolation	慢性胆嚢炎　買い物や社会的な問題

Rolland Y、Kim MJ、Gammack JK、et al. Office management of weight loss in older persons. Am J Med. 2006; 119: 1019-26.

かに食事は入っているものの、一向に咀嚼する気配がない、口角から食事が流れ落ちる、口のなかに入れた食事を舌で押し返すなどの反応により食事が摂れません。食事ができないことは「餓死」を連想させますから、在宅では家族が、施設では介護職員がなんとか食べられる方法はないものかと考えます。

図4-7は、ある特別養護老人ホームで胃ろうを含む経管栄養、点滴などによる人工的水分・栄養補給法（AHN）をすることなく、施設内で死に至った高齢者131人について、その食べられなくなった理由を電子記録に入力されたテキストデータから抽出し明らかにしたものです。折れ線グラフは1日あたりの平均栄養摂取量（kcaL）の推移です。カロリー量が減るのとは反比例して、「開口悪、ムセ込、溜め込」「熟眠、傾眠、眠気」「痰絡み、喘鳴」「拒否、欠食」といった単語の記述回数が増えていることがわかります。

食べられていた頃と同じ環境や条件でありながら、傾眠傾向で口の開きが悪くなり、ひと口ふた口食べて「もういい」と口を固く閉じて拒否をするようになり、痰絡みが起こる。結果としに食事量が減っていく様子が一目でわかります。

こうした状態が現れるなかで、食べられない原因や食べられる方法を探ることは欠かせない一方、
・高齢者が苦痛のサインを現わさない範囲において、食事のケアを行う
・もし飲食をしている際にそうしたサインを繰り返し示すようになったら、食事介助は控える
という、**「穏やかでいられる範囲で食事をする（Comfort Feeding Only; CFO）」**という方針はもっと重要視されてよいと考えます[12]。

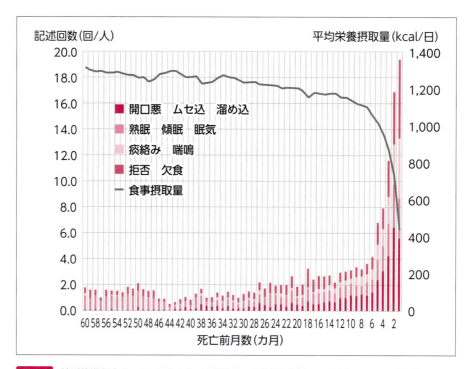

図4-7 特別養護老人ホームで死に至った高齢者の食事量が減少した理由とその記述回数の推移

Kawakami Y. Decrease in food intake and mortality risks of elderly individuals indicated by the reason for decreased food intake: A retrospective cohort study. Journal of Tokyo Ariake University of Medical and Health Sciences. 2021; 13: 9-16.

CFOは、フルーツだけが喉をとおるのなら、果物だけの「フルーツ食」にしてみるなど、「食べられるもの」を、「食べられるとき」に、「食べられるだけ」の範囲で食事を考え行うというコンセプトです。食べる量や内容にこだわらなければ、死に至る前まで細々と食べられる高齢者もいます。本人が安全で安らかでいられる範囲で食べていただければよいと考えます。

全量摂取があたり前だと思っていました。本人が満足した様子で過ごせるように努めるのが看取りだとすると、無理はしないこと。

研修後のアンケートより

3）胃ろうなどの経管栄養、点滴などの静脈栄養の適用

経口から食事が摂れなくなったとき、人工的水分・栄養補給法（Artificial Hydration and Nutrition; AHN）という方法があります。その栄養補給の投与経路とその選択について、米国静脈経腸栄養学会（American Society for Parenteral and Enteral Nutrition; ASPEN）のガイドラインによって整理をしておきたいと思います（図4-8）。

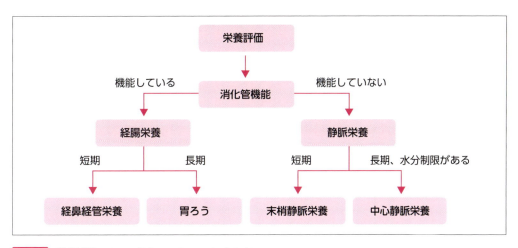

図4-8 栄養補給のための投与ルートのアルゴリズム

ASPEN Board of Directors and the Clinical Guideline Task Force. Guidelines for the use of parenteral and enteral nutrition in adult and pediatric patients. JPEN J Parenter Enteral Nutr、2002; Jan-Feb;26（1 Suppl）:1SA-138SA.

まず消化吸収器官である「腸」が機能していれば、腸を使う経腸栄養を行います。口から食事を摂る経口摂取は腸を使う「経腸栄養」であり、臨床ではできるだけ経口からの経腸栄養が続くよう、いろいろな工夫を行います。嚥下障害などで栄養が口から充分摂取できないとき、胃や小腸にチューブを挿入し、栄養や水分を流し込む栄養法を「経管栄養」と言います。経管栄養の投与方法には、経鼻からの投与、胃ろう、腸ろうなどいくつか種類があり、これらも経腸栄養です。その実施期間が4週間以上の長期にわたる場合は、胃ろうなどの補給法を考えます。

腸閉塞、腸管の虚血などにより経腸栄養が不可能な場合や、経腸栄養のみでは必要な栄養量が不足

する場合は、静脈栄養が適応となってきます。静脈栄養が長期にわたる場合や水分制限がある場合は、より太くて流れが多い血流が確保できる上大静脈などにカテーテルが留置されます。

4）胃ろう造設をした高齢者の予後

経口から食事が充分摂れなくなったとき、生命予後の延長や栄養の改善などを目的として胃ろうが造設されることがあります。海外のいくつかの研究では胃ろうなどの経管栄養は予後の延長には有効ではないという研究が複数あり[13]、ナーシングホームで食事が摂れなくなった3.6万人を対象とした研究でも、「予後は延長しなかった」と結論されています[14]。

一方、国内での調査では、特別養護老人ホームにおける910人のうち胃ろう造設後の経過年数が5年を超えている者が12.0％となっていました（図4-9）[15]。

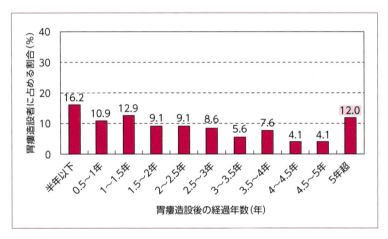

図4-9 胃瘻造設後の経過年数の分布（特別養護老人ホーム）

全日本病院協会．胃瘻造設高齢者の実態把握及び介護施設・在宅における管理等のあり方の調査研究報告書．2011．

著者らによる特別養護老人ホームで胃ろうをしている高齢者の調査でも、胃ろう造設した複数の高齢者はBMIが減少あるいは減少しないまま約4年、あるいはそれ以上生存した後、施設内で死亡しました[16]。胃ろうの造設に対する家族が描く目的は「生命維持」が1番で「栄養状態改善」が2番目ですが、生命維持についてはある期間の延長が可能と言えます。

5）経管栄養の選択について

特に明確な原因がなく、経口からの食事が減少するとき、経管栄養を選ぶかどうか、高齢者本人や家族にとって難しい判断になることがあります。

医師の新田國夫氏は、スウェーデンから訪れた医師が「本人がそのとき生きたいと思っていて、家族がそのとき生きて欲しいと思っていれば、私は胃ろうをします」と言ったことに賛意を示しています[17]。本人が「生きたい」という意思を示し、家族がそうあって欲しいと思えば、それ以外の選択は考えられず明快です。問題は本人の「生きたい」という意思がわからないときです。本人は望んでいないかもしれないが、家族としてはそのまま何もしないでいることに耐えられないということがあります。

著者の経験でも、認知症が進行し言語での意思表出はできず、問いかけにも全く反応はないのですが、目を開けているときはわずかですが人の動きを目で追う高齢者がいました。医師、家族らと話し合いの場を持ち、本人の安定的な生存が期待できるかもしれないこと、本人が現在苦しんでいる様子が見えないことなどについて合意し、経鼻経管栄養を実施する選択をしました。

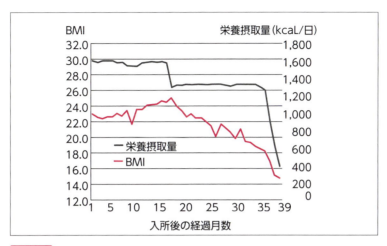

図 4-10 ある高齢者の BMI および栄養摂取量の推移

　このように個々の事例とその状況に応じて選択することが必要であり、本人の意思が明確でない場合は、その意思を推定し本人にとって最善の方針を選択することになります。

　選択をする上でひとつの資料になると考えられるのは、すでに紹介した本人の BMI の経過と食事摂取量の経過です。両者をグラフにしてケアチームのメンバーやご家族と共に分析すると、どのような経過をたどり、現在の「食べられない」、「飲めない」状態となっているのか、可視化できます。

　図 4-10 の要介護認知症高齢者は、最近食事量が目に見えて減ってきたため、今後どうすればよいのかという話し合いを持つことになりました。グラフを見ると一定量の食事が摂れていたにも関わらず BMI が減少し 14.8kg/m² までになっているという経過が見えます。そして、一定の栄養が経口摂取できていても体重が減少してきた経過から、もし経管栄養で一定の栄養量を注入しても、体重が維持され比較的長期間安定することは難しいかもしれないと考えることもできます。

　高齢者本人の推定意思を尊重することを第一に、医師による見立てとともに、ケアのなかで得られたデータを活用することで**本人の声にならない身体からのことば**などを得ることができれば、より確かな判断につながるのではないかと考えます。

吸引を繰り返し行っていた高齢者の咽頭

　看護師が行う医療処置のなかで、気道内吸引は日常的に行うもののひとつです。

　認知症などにより意思表示ができない高齢者でも、吸引をするときは、力を振り絞って払いのけようとする動作を見ることがあります。こうした場合、一人の看護師がその手を抑え、もう一人の看護師が吸引するといったことも目にします。咳き込むと「そうそう、上手、上手」と排痰が効果的にできたことをはやします。著者が病院勤務をしていたとき、阻む手を自分の脇の下に

挟み込んで吸引を行ったこともありました。痰詰まりで窒息死といったことがあってはいけないと思ったからです。

　気道内吸引を繰り返し受けていた患者さんが上部消化管の内視鏡検査をすることがあり、モニターに映る咽頭粘膜を見る機会がありました。

　その咽頭の粘膜上には創が何本もの筋になっており、そのうちの数本からは鮮血がにじみ出ていました。陰圧により粘膜に貼りつく吸引チューブを引き抜く際、チューブ側面の「孔」が粘膜に吸いついたままドラッグするため傷つけていることが推定されました。同時に、どこにそんな力が残っているのかと思うほど、吸引を阻む本人の強い拒否は、吸引によりひどい苦痛が生じていたことによることがわかりました。

　地域で看取りをする際、経管栄養をしていて気道内の貯留物が多い場合は医師に相談し、喘鳴が収まり吸引の必要がないほど注入量を減らすように調整することがあります。また食べられるだけ、飲めるだけで看取りを行っている高齢者は喘鳴が顕著でないため、吸引しなくても済みます。

　臨床感覚として吸引をするほど、かえって喘鳴が大きくなると感じることがあります。リポジショニングや頭側を少し起こしてあげると消えることがあり、気道が真っ直ぐになるよう内腔を体位調整などにより確保してあげることがよいのではと考えます。

著者の看取り体験より

■ 死に至る 2-3 ヵ月前から顕著な変化を認める：食べないことに加え水分が摂れないことも顕在する

　再び図 4-6 を見ると、BMI が年単位、また月単位で減少し、死の 7-6 ヵ月前からは食事摂取量が非可逆的に減少を続け、その上に死の 3-2 ヵ月前からは水分摂取量が一気に減少していました。この水分量は、食事以外の 1 日当たりの平均水分摂取量を示しています。

　死に至る 4 ヵ月前までは平均して 1 日 800mL ほど安定して飲めていたにも関わらず、以後死に至る前まで水分摂取量も減り続け、死に至る直前は 1 日 480mL ほどになっていました。

　こうした時期には、食べることや飲むことに対して、次のような高齢者の反応が現れます。

「食事を口元まで運んでも、歯を食いしばりまったく口を開かない」

「拒否強く口から出してしまう」

「介助し口に入れるが、ご自身で吐き出してしまう」

「熟眠のため欠食にする」

「自ら食べようとせず介助を行うが『いや！』と拒否。水分 100ml だけで終了する」

　こうした状態となると、そろそろ家族と看取りについて具体的に話をしなければならないと考えます。一人ひとりの高齢者の経過を連続的に見ていない嘱託医にコンサルティングする際も、BMI、食事摂取量の推移を示し、さらに水分摂取量も明らかに減少していることをデータで示せば、「生命に関わる事態が起きつつあるかもしれない」と、医師から家族に話をする動機を持っていただくことができると考えます。

　終末期がんのように急に多くの症状が悪化する場合は、最期のときが近づく切迫感が得られやすいと思います。一方、老衰、認知症高齢者が緩徐に悪化の軌跡をたどる場合には、変化がゆっくり進むことにより悪化していることの実感が持てません（p50、図 3-7）。

しかしこうしたロングターム・ケアを受け緩徐に機能が低下する老衰などの高齢者には、体重やBMI、食事摂取量、水分摂取量といった生活のなかで誰もが容易に収集しやすいパラメータ（変数）は、死が不可避となり時間的に最期に近づいていることを推定するために有用であると考えます[18],[19]。

> 代謝が低下し、体がエネルギーを必要としなくなっている。体液が溜まりやすくなってきており、水分摂取の減少はむしろ体の心地よさを保つ自然の英知であると認識する。食べ物や水はどんなときでも強制してはならない。
>
> K.K. キューブラ、P. H. ベリー、D. E. ハイドリッヒ
>
> 『エンドオブライフ・ケア　終末期の臨床指針』（医学書院）

■ 長時間・連続的に観察しているケアの視点から「看取りの時期」が見えてくる

老衰、認知症高齢者の変化のように医療よりもケアが多い場合、生活に密着しているケアからの情報量が圧倒的に多くなります。そのなかではケアの視点でなければ見えてこない、高齢者の看取りの時期を知るための確かな情報があるのではないでしょうか。

前述したように、周死期が進行し死に近づいていることを予見できる変化として、BMI、食事摂取量、水分摂取量というデータがあります。データは日常的なケアのなかで定期的に収集され、数ヵ月から数年にわたって蓄積されていますが、これらのデータは継続的に関わっているケアの視点だからこそ得られ、その変化の傾向もわかります（図4-11）。

ナーシングホーム（高齢者施設）の医師はどのような症状から高齢者が近いうちに死に至ると捉えているかというオランダの研究があります（表4-3）。がん、循環器の疾患、そして認知症などの3つの基礎疾患のグループに分け、余命が6週間以内であると判断した高齢者について、その根拠になった症状、徴候を調べました。

認知症などの疾患群では、水分摂取と栄養摂取がごくわずかであるか、または全く摂れないこと、

年単位　BMIの変化	月単位　食事量の変化	1-2月単位　水分量の変化
●BMIの変化を数ヵ月から年単位のスパンで観察する ●BMIの観察のポイント ・維持傾向か、低下傾向ではないか ・18.5kg/m²を下まわり始めていないか ・食事量が一定であるにもかかわらずBMIが減る傾向がないか	●食事摂取量の変化を月単位で観察する ●食事摂取量の観察のポイント ・維持傾向か、低下傾向となっていないか ・1日あたり900kcaL以上食べているか ・非可逆的に減る様子がないか	●水分摂取量の1-2ヵ月の変化を観察する ●水分摂取量の観察のポイント ・維持か、減り始めていないか ・食事量の摂取とともに低下傾向にないか

図4-11　ケアのなかで得られるデータから周死期の進行を見る

循環器疾患では同じく水分摂取がごくわずか、あるいは全く摂れない、そして呼吸困難。がん疾患においては、全身的衰弱、極度の倦怠感となっていました。すべての疾患群で共通しているのは、「水分・栄養摂取がごくわずか、または全く摂れない」、「全身的な衰弱」でした。

死に至る認知症高齢者は、水分・栄養摂取の減少が「誰の目で見ても明らか」になる前から、BMIの減少が進行していたり、栄養摂取量の減少、水分摂取量の減少が始まっていたりします。それは、ケアをする私たちが日々観察・記録しているからわかるのであり、そうしたデータを連続的に監視、つまりモニターしてケアの視点から分析していくことが欠かせないと考えます。

> 看取りの説明をケアする側からしてもいいのかという迷いもありましたが、ケアする側だからこそ看取りの時期が近づいていることに気づけるというのは、間違っていなかったと確信を得ることができました。
>
> 研修後のアンケートより

4 看取りの"シナリオ"を描く

■ 看取りに向けたシフトチェンジのとき

食事をするということは、多くの人にとって楽しいことです。どのお店で、誰と一緒に何を注文しようか、考えるだけでもさらに食欲が増します。ところが、家で最期の時間を過ごすために退院してきたあるがん患者はわが家に入るやいなや、「ああ、これで安心して食べないでいられる」と開口一番に述べました。病院では看護師から「少しでも食べてくださいね。食べないと命にかかわりますよ」と食べたくないのにも関わらず繰り返し言われ、三度の食事に追われているようで気持ちが塞いだとのことでした。「食べること」が苦しいことになっていたわけです。

長尾和宏医師は、

「治療のデメリットがメリットを上回ると感じたときが終末期です」[20]

「医療はすべて延命が目的とはいえ、最後まで延命たりえないのが延命治療である。同じことを続けていても、ある一線を越えたら、かえって命を縮めてしまう可能性が高くなる**臨界点がある**」[21]

と言います。

命の長さを延ばすはずの行為が、あるときからはそれがかえってマイナスの効果をもたらすことになるということです。

続けて長尾医師は、

「私はそうしたポイントを延命と縮命の**分水嶺**と呼んでいる。抗がん剤もそうだし、栄養補給もそう、水分補給もそう。様々な医療行為、すなわち延命治療には必ず延命と縮命の分水嶺があるということを想定しておくべきだろう」

と述べています。

図 4-7（p80）を見ると、食べるという通常は延命をもたらす行為が、あるときから「開口悪、ム

4 章　「周死期」における看取りのプロセス：看取りは段取り八分

表 4-3　死が迫っていると判断した根拠：症状、徴候、問題点など（％）

	認知症など	循環器疾患	がん
ごくわずかまたは全く水分摂取なし	49.4	45.3	21.7
ごくわずかまたは全く栄養摂取なし	32.7	19.8	21.7
全身的な衰弱	28.8	28.3	46.7
繰り返しの発熱	23.7	12.3	10.0
悪液質／拒食	17.3	10.4	26.7
悪化する褥瘡	16.0	3.8	0.0
呼吸困難	12.2	31.1	13.3
嚥下困難	12.2	17.9	5.0
昏睡に近い状態	10.3	9.4	0.0
水分の拒否	7.7	0.9	1.7
重度の傾眠傾向	6.4	17.0	3.3
治療が成功しない	3.8	12.3	1.7
その他の症状	3.2	9.4	20.0
極度の倦怠感	3.2	10.4	26.7
食思不振	1.3	3.8	10.0
嘔吐	1.3	0.9	11.7
吐気	1.3	0.9	13.3
気分の悪さ	0.6	1.9	10.0

Brandt HE、Deliens L、Ooms ME、et al. Symptoms、signs、problems、and diseases of terminally ill nursing home patients: a nationwide observational study in the Netherlands. Arch Intern Med. 2005; 14: 314-20.

セ込、溜め込」「熟眠、傾眠、眠気」「痰絡み、喘鳴」「拒否、欠食」といった反応が増加し、食べることに苦痛をもたらすようになります。つまり延命のはずが苦痛ばかりが増すことによる縮命の分水嶺があるのです。または臨界点、つまりその境界を超えると連続的に命を縮める方向に進んでいく境があります。

　明確にそうした「分水嶺」が「今」であると特定することは難しいと思います。食べられたり、食べられなかったりを繰り返すからです。しかし、「食べる」という延命効果が得られた行為が、かえって縮命効果、あるいは本人に苦痛をもたらすことになっていく「分水嶺」「臨界点」があることを認識しておくことが必要です。そうした**逆転の現象が起こる事実を理解していれば、延命より苦痛ばかりが勝る状態があることに気づくことができます。そして、最期のそのときに向けて看取りへのシフトチェンジの時期にあることの判断ができていくと考えます。**

　看取りを進めていくうえで、ひとつひとつの行為が本人を「もっともよい状態」におくことにつながっているのか、**図 4-12** のような「天秤」にかけながらその行為を「続けるか」「控えるか」、家族とケアチームで話し合い選択していく必要があります。

87

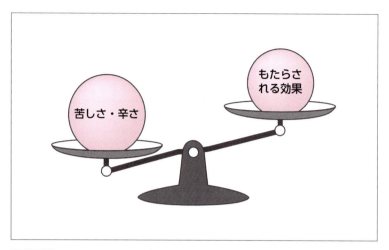

図4-12 その行為は「効果がある」のか「苦しさのもと」になっているのかを検証する

周死期によって出現する症状 ——「看取りのときに現れる"急変"は、死へ向かう予測された変化」

周死期の各ステージに出現する症状を、図4-13に示しました。がん末期のように急激に機能低下が起こる軌跡モデルと、老衰のような緩徐に機能低下する軌跡モデルに分けて記述しています。しかし、臨死期（Actively Dying）には、どの経過をたどったとしても似た状態が現れます。

がん末期のような急激に機能低下するモデルでは、「活動」、「食事」、「覚醒」といった視点から連続してみると、顕著な変化がわかります。たとえば活動においては、

・周死期前期：家を出ることが困難になる
・周死期中期：部屋を出ることが困難になる
・周死期後期：ベッドから出ることが困難となる

といったように変化していきます。

実際の進行とその出現する症状は、個々の高齢者によって異なります。出現する典型的な症状を把握しておき、各高齢者の状態によってその先にどのようなことが起こるのか、ケアチーム内で共通認識としておくことは重要です。

また家族にとって看取りは大きな困難にいどむことになります。親しい家族が、見たことがない姿や様子に変化していくことを受け入れていくことは、たいへんなストレスになります[23]。まして、意識が低下、呼吸困難、わけがわからないことを言って暴れるなどの"せん妄"などが現れると、家族は「急変！」と理解して、救急車を要請することが後を絶ちません。そのためには、ケアチームの専門職、看取りの最前線にいる介護職員とともに、高齢者の家族には、今後起こりうる症状、変化についてパンフレットなどを用いて、あらかじめ「水先案内」をしておくとよいと考えます。そして**周死期が進んでいくにしたがって出現する症状は「急変ではなく」、「死に向かう際の予測された変化」、「看取りに急変はない」**ことを家族にも理解していただくことが必要です。

OPTIMプロジェクト（Outreach Palliative care Trial of Integrated regional Model、「緩和ケア普及のための地域プロジェクト」）では、「これからの過ごし方について」（図4-14）という看取りのパンフレットを開発・作成し、その使用の効果も検証されています[24]。その使用の評価として、

4章 「周死期」における看取りのプロセス：看取りは段取り八分

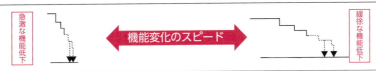

時期		急激な機能低下 ← 機能変化のスピード → 緩徐な機能低下	
前期	月単位→短い月の単位	【活動】→家を出ることが困難 ・外出せず、家に閉じこもりがちになる ・通院は可能 【食事】 ・徐々に食思不振、食事摂取量、水分摂取量が減少し始める 【覚醒】 ・眠気が増し、うとうとする時間が長くなる 【その他の様子】 ・不眠 ・不安感 ・倦怠感 ・疼痛とその心配 ・便秘	【活動】 ・要介護状態、全介助 【食事】 ・開口が悪い、口の中に溜め込む、喘鳴、拒否などが起こる ・軟菜食、ミキサー食などの食事形態となる ・食事を残すようになる ・飲水量が減少し始める 【体重、BMI】 ・継続する体重減少、BMIの減少 ・食べているのに体重が減少する
中期	週単位→短い週の単位	【活動】→部屋を出ることが困難 ・通院が難しくなり始める(訪問診療、訪問看護開始の時期) ・起立、歩行が負担になり始める ・部屋を出ること、入浴などが負担になり始める ・ベッドを離れ、トイレに歩いていくことが難しくなる→(失禁) 【食事】 ・食事とともに、水分摂取量が減少が顕著になる 【覚醒】 ・眠ってる時間が増えてくる 【その他の様子】 ・易疲労、全身倦怠感 ・嘔気、嘔吐 ・便秘 ・眼の力が弱ってくる ・急激なやせ ・急に体調がよくなることも ・錠剤の内服が困難になる	【活動】 ・車椅子上では姿勢がくずれやすい 【食事】 ・食事の摂取量がさらに減る ・水分量の摂取量も減る ・溜め込み、むせやすくなる 【覚醒】 ・眠っていることが多くなる
後期	日単位→時間単位	【活動】→ベッドから出ることが困難 ・ベッド上中心の生活となる 【食事】 ・食事とともに水分も取れなくなる 【覚醒】 ・眠っていることが多くなる　意識低下 【呼吸】 ・痰が絡んでくる ・呼吸のリズムが乱れてくる 【排泄】 ・尿量が減ってくる→排尿がない 【その他の様子】 ・せん妄が現れる　※お迎え現象が現れることがある ・「暑い、暑い…」と体をよじらせ動かす ・発熱することも ・皮膚が湿潤する ・身の置き所がないかのように四肢や顔をばたばたさせるようにする ・会話が困難になる ・多様な症状が同時に高じるため医療依存度が増加する	【活動】 ・ベッド中心の生活となる 【食事】 ・水分の経口摂取が困難 【覚醒】 ・目を閉じている、眠っていることがほとんど 【呼吸】 ・呼吸数が増えてくる ・浅く速い呼吸が続く 【排泄】 ・尿量が減ってくる→排尿がない 【その他の様子】 身体機能の衰えが進み、医療依存度は少なくなる
臨死期	時間単位→直前	【覚醒】 ・呼びかけても反応がなくなる 【呼吸】 ・努力呼吸から下顎呼吸(死戦時呼吸)　※「陸に上げられた魚のような呼吸」(Fish out of Water) ・唾液、分泌物が咽頭・喉頭に貯留し呼気時に死前喘鳴(ゴロ音) ・パルスオキシメータの数値が表示されなくなる ・無呼吸の時間が長くなる→呼吸が止まり→再び呼吸があり→止まる 【循環】 ・脈拍の緊張が弱くなる→計測できない ・橈骨動脈の拍動消失→大腿動脈が触れなくなる ・血圧が低下→60mmHgを切り始める ・四肢、手足の冷感が起こる ・指先、足底がまだら(mottling)の紫色になる(チアノーゼ) 【その他の様子】 ・顔の相が変わる。口元がだらりとして、ほうれい線が緩む(鼻唇溝の低下) ・顔色が白色に変わる ・閉じていた目を突然見開き、苦いものを口に含んだように顔をしかめることもある ・スローモーションのように瞼を深く閉じる ・ひと呼吸をするように下顎だけが大きく開閉→再び下顎だけが大きく開閉→微動もしなくなる→最後に小さく下顎が開き閉じ切らずに動かなくなる	

図4-13　各周死期により出現する可能性がある特徴的な症状[22]

「変わっていく変化が絵で描いてあるので、慌てない。割と落ち着いて、最後まで落ち着いていられるところがあります。状況を冷静に過ごせる、ちゃんとその通り」（介護支援専門員）

「『本当にこういうふうにいったんだ、これがあって、分かりやすくて。家族以外の親戚にも見てもらって、こういうふうに進んでいくんだよって、家族が親戚の方に説明できてみんなで見守れた』っていう言葉が聞かれた」（訪問看護師）

とあります。

同パンフレットは、末期がんの典型的な変化が示されており、特に通院が困難になるころからは ADL の障害が急激に顕著に現れます（図 4-15）。

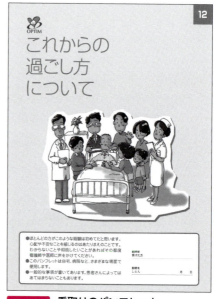

図 4-14　看取りのパンフレット
OPTIM プロジェクト

認知症、老衰のように緩徐に機能低下する軌跡モデルの場合、当初より ADL は全介助のレベルで重度認知症になっていることがあり、せん妄などがほとんど現れません。最期のそのときが近づくにつれ覚醒度が低下、食事はほぼできなくなり、水分が摂れなくなると 2 〜 3 日で最期のそのときを迎えることになります（なかには、水分が摂れないまま 1 週間程度過ごされ最期を迎える高齢者もいます）。

■ 看取りの「仕上がり」をイメージしておく

施設・居住系サービスの臨床では、介護職員や看護師をはじめ多くの職種はローテーション勤務のなかで看取りに関わっています。また在宅での看取りでも複数の介護職員、看護師がチームを編成して、看取りをしています。そうしたなか、サービス計画書に記載されたこと以外に、看取りの仕上げ

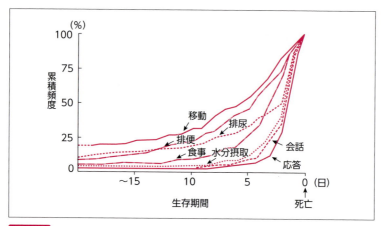

図 4-15　日常生活動作の障害の出現からの生存期間（206 例）

恒藤暁．最新緩和医療学．最新医学社．1999．

のために取り残されている課題はないか、看取り全体をマネジメントする立場の専門職は、次のような点を確認しながら、進めていく必要があります。

・本人や家族は最期のそのときを迎えられる気持ちに向っているか
・家族のなかで、最期のそのときを受け入れることに納得していないメンバーがいないか
・家族のなかで、何かしっくりいかない点を残していないか
・（実際には無理かもしれないが）最期のそのときに集う予定の家族は、皆そのつもりでいるか
・最期のそのときを迎えた後、どのように葬儀などを進めるか、具体的な予定があるか

家族はそのときそのときを理解し受け容れていくことで目いっぱいとなっているので、ケアする側が全体の進行を見渡し、滞りなく全体が進んでいるかを把握し、必要なところは早めに手当てができるとよいと考えます。

また家族が自発的に質問しにくい事項もあります。著者の経験では、「こんなことを今聞くのは罰当たりなのですが、いったい（葬儀などには）いくらくらいかかるものなのでしょうか」、「亡くなると本人の口座からお金がおろせなくなると聞きましたが…」といったことを聞かれたことがあります。残される家族にとってはきれいごとだけで済ますことができない現実もあるので、そうしたお金がかかることも含め、すっきりさせておいて、看取りに気がねなく専念していただけるとよいと考えます。

また最期のそのときの時間的予測をすることは難しいですが、そのときに立ち会う予定の家族メンバー、在宅であれば医師や看護師への連絡手順、その後に行う死後のケアなど、**看取りの「仕上がり」をイメージしながら、現在の進行状況をフォローしていけるとよい**と考えます。

> 看取りを進める上ではいろいろ悩みますが、退所されるときのご家族の充実感・満足感のある表情を見ると、こちらもホッとします。
>
> 研修後のアンケートより

5 本人、家族が穏やかでいられることを最大限にする

■「状態は悪くとも苦しくなさそう」がよい

看取りが進み最期のそのときが近づくにつれ、意識レベルは下がり飲水もできず、高齢者の状態は悪くなっていきます。そうした「食べることも飲むこともできない」状態で死に至る過程は苦しいものなのでしょうか。

生命予後が悪いがん患者が、自主的に飲食を絶ち死に至った経過を見ていた看護師102人に対し、どのような印象を持ったかを調査した研究があります（アメリカ　オレゴン州）。そしてそれらの患者の死の質を0（非常に悪い死）から9（非常に良い死）で表すと、その平均は「8」であり、多くの死のプロセスの質は良好であったと回答しています[25]。

また、食べることも飲むこともできなくなったナーシングホームに入所する重度認知症の高齢者に、アルツハイマー型認知症不快尺度（Discomfort Scale-Dementia of Alzheimer Type: DS-DAT）を用いて不快症状を評価した観察研究があります[26]。

アルツハイマー型認知症不快尺度における構成要素は次のとおりです。

a. 喘鳴等の気道が閉塞したような呼吸　　b. 唸り声　　　　　　c. つらそうな表情
d. 怯えた表情の表出　　　　　　　　　　e. 不快感　　　　　　f. 緊張したしぐさ
g. そわそわした様子　　　　　　　　　　h. 満足感のある表情　i. 落ち着いている状態

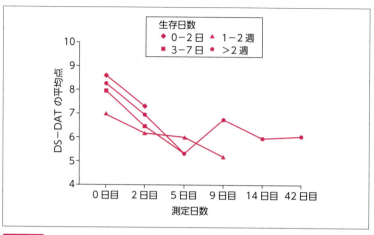

図4-16　AHNを控えた後の不快感尺度（DS-DAT）の平均点点　死までの推移

Pasman HR、Onwuteaka-Philipsen BD、Kriegsman DMW、et al. Discomfort in nursing home patients with severe dementia in whom artificial nutrition and hydration is forgone. Arch Intern Med. 2005; 165: 1729-35.

　人工的水分・栄養補給法（AHN）を導入しなかった178人の高齢者は1週間以内に死亡しましたが、上記の尺度によると、その不快症状のレベルはその死のときまで減少し続けました（図4-16）。そして眠って過ごした高齢者は、はるかに不快症状が低いレベルにあったと言及しており、**眠ることができるのは「穏やか」であることの条件**であるとしています。

　図4-7（p80）では、開口が悪くなったり、口のなかに食物を溜め込んだり、喘鳴が多くなったりして食事量が減少し、高齢者は死に至ることがわかりました。そのなかで死が近づくと「熟眠、傾眠、眠気」も増えてくることがグラフから読み取れました。**食べられなくなるときには、むしろ、こうした眠っていられる状態、本人にとって安らかな状態を大切にする**ことが必要ではないかと考えます。
　状態は悪くなっていくが、高齢者本人にとって苦しくない状態をつくることが重要です。

無茶な介入をしなければ、穏やかに亡くなる…
ほぼ安楽死に似たような感じになる…。

ある在宅医の一言

■ 心地よさを創る

　生まれることと同様に、死に至ることも決して楽なことではないように見えます。**どんな緩和医療やケアが行われても、苦痛をすべてなくすことはできないでしょう**。そんななか、生活の場やケアの

工夫によって、少しでも心地よさを提供していくことが必要です。

　……ときどき、在宅ホスピスという考え方が先行するあまり、苦しみも何もいっさいをとってしまうことになっている例を聞きます。そうではなくて、あくまで、最期まで生きるための在宅医療だろうと、僕は思います。
　―苦痛をとるだけなら、モルヒネで眠らせてしまえばいいわけですよね？
　……そういうことです。でも、そうじゃないだろうなと。

新田國夫『安心して自宅で死ぬための5つの準備』（主婦の友社）

1）環境を整える

　できるだけなじみのある環境で過ごしていただくことは、高齢者にとってよいことです。

　病院から家に戻り在宅で過ごし始めた高齢者のなかには、「やぁ、ボロ家だけど、やっぱりわが家はいいねぇ」としみじみ言う人がいます。そして在宅で生活を再開し始めると、多くの高齢者は元気になります（在宅療養の導入期の特徴）。大岩医師は「在宅療養こそが、がん患者さんが苦痛のない安らかな終末期を過ごせる最良の医療だと信じています」と言います（p44、施設・病院の「24時間の管理」と在宅の「個人の自由」はトレードオフの関係）。

　施設内に個室がないため、多床室で看取りを行っているという例があります。設備的に仕方がない場合があると思いますが、できれば家族が集まって高齢者と一緒に気がねなく過ごせる個室が必要であると考えます。著者が古い国立病院に勤務していたとき、深夜帯に多床室で亡くなる患者がいましたが、同室者は息をひそめ、なかには静かに泣いておられる患者さんがいました。

　看取りのなかにある「本人のため」を思って何かをしたいという思いが強かったのですが、しないことも本人の安楽のためには必要であるということを強く感じました。また職員が「何かしなければ」と思って、特別なことをやってしまうようなことのないよう、施設内の風土作りも必要だと感じました。

研修後のアンケートより

　施設・居住系サービスであれば、本人の部屋に本人と家族らの写真を飾る、家族も落ち着けるよう静かに音楽をかけるなどもよいでしょう。または特に何を飾り立てるわけでもなく、**いつもの日常がある暮らしの続きのなかで、いつもの人間関係が継続するなかで、最期の一日を過ごしていただく**ことは高齢者本人にとってよいのではと考えます。

2）動くこと、体位

がんの周死期の中期（週単位）後期（日単位）からは動く動作が急激に変化します。「歩くとふらつく」→「立ち上がれない」→「起き上がれない」→「寝返りが打てない」という状態が短期間に進んでいきます。**高齢者本人の大きな苦悩は、こうして急速に衰えていく自分を受け止められないことにあります。**

家族もその急激な変化を止める方法はないものかと悩みます。それぞれの変化が起こる前に、次に起こる変化をあらかじめお伝えして、本人や家族の思いや希望を聞いておくことが重要です。また**動けなくなっても全面的に介助をするのではなく、本人の動ける力を助けるように関わる**ことが大事です。

ある高齢者は、家族が介助しようとすると「痛い！」と言って全く受けつけようとせず、家族は何もできずに困っていました。しかし本人が動きたい気持ちと、このように動きたいと思って動く実際の動作を支えるようにしたら、本人は満足したように介助を受けながら動けるようになりました。介助者がこうしたほうがよいと思う動きではなく、あくまで**本人が思い描くように動くことを支える**ことが必要です（図4-17）。

またベッドや布団の上で臥床し、さらに寝返りも困難な状態になってくると、体位変換のタイミングやポジショニングへの配慮が大切になります（図4-18）。以下のポイントが注意点です。

- がんなどは運動麻痺があるわけではないので、動ける力は活用する
- 本人が希望するポジションがあればそれを尊重する
- 各所の筋緊張がなく本人に不快感がない。本人が苦痛がなく安らかな表情をしている
- 局所ではなく、大きな体の面で身体の位置を保持している
- アライメント（各骨格や関節の位置関係）が安定しており、見た目がきれいである
- 呼吸や循環を障害していない
- クッションなどを使って基底面を拡げて安定している
- マットレスは本人の動ける力などを考慮し適した硬さのものである
- 転倒しない環境、導線を確保

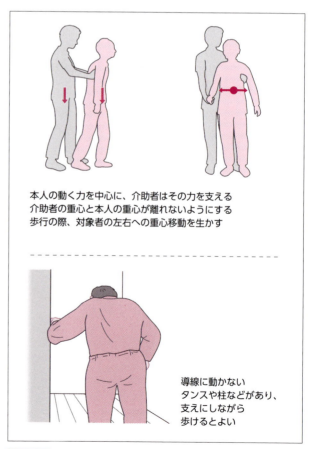

本人の動く力を中心に、介助者はその力を支える
介助者の重心と本人の重心が離れないようにする
歩行の際、対象者の左右への重心移動を生かす

導線に動かない
タンスや柱などがあり、支えにしながら歩けるとよい

図4-17 本人の歩ける力、動ける力を支える

する

3）呼吸すること

がん、その他の疾患とその病状により、酸素療法が医師より指示されます。酸素流量は医師からの指示をもとに呼吸困難の状態により、高齢者が苦しい状態にならないようにします。

ある呼吸器疾患の末期の高齢者は「**酸素だけ吸って寝ていても少しも楽にならない**。自分で歩いたり動いてみると、体に酸素が入る気がする」と言いました。負担がかかりすぎない範囲で、動けるうちは体を使うことで循環もよくなり楽になることがあります。

著者らは老衰・認知症により死に至る高齢者を施設で看取ってきましたが、酸素療法をすることは

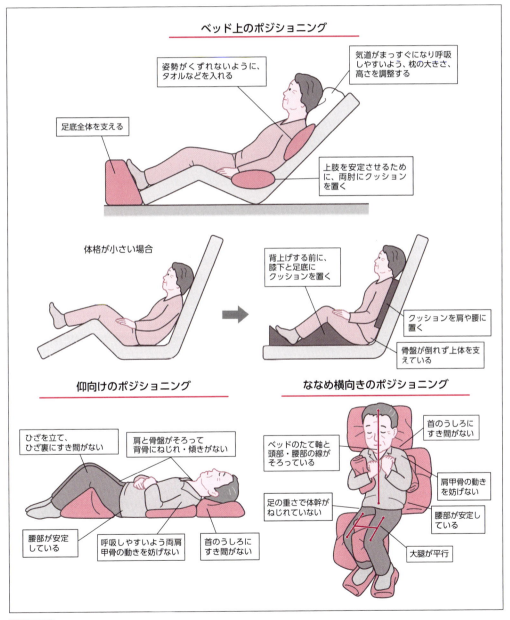

図 4-18　ベッドの上でのポジショニングの基本

一度もありませんでした。医師の指示、施設の方針や設備にもよりますが、高齢者本人に苦しい思いをさせることがなければ、そのルームエアの酸素（約21％）を吸っていただければよいのではと考えます。以下の点に気をつけながら苦痛がなく安らかで楽な呼吸ができるようにします。

- 室内を冷やすことなく、また温めすぎることなく、部屋の換気を行う
- 常に空気の流れがある状態をつくり、よどんだ空気、臭気がない空気を維持する
- 自分の力で動ける範囲で、座る、立つ、歩いてみるなどの起居移動動作を行う
- 胸郭の動きが制限されないポジショニングを行う
- 上肢の自動・他動的伸展、ストレッチによって、胸郭をほぐす
- 息を吐く（ブローイング）ようにすると、おのずと息が吸える。息を吸うことに集中すると苦しくなるので、呼気を意識する
- ベッド上でストレッチを行って、胸郭をほぐす（図 4-19）
- 横隔膜が下がり、呼吸面積が拡大するよう、ベッドの頭部を 20-30° 程度起こす（図 4-20）

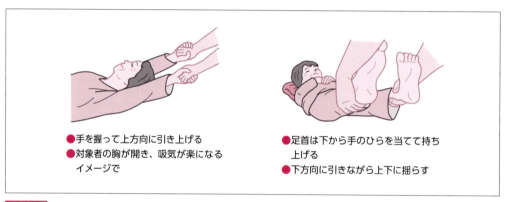

図 4-19　ストレッチを行い胸郭をほぐす

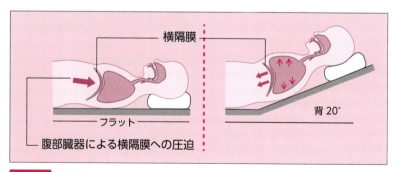

図 4-20　背中を 20〜30°起こすことによって、横隔膜がより下がり肺がふくらむ

4）食べること、飲むこと

　内科学の教科書、ハリソン内科学には「患者は死につつあるから食べないのであって、食べるのをやめたから死ぬのではない」（第 5 版）と書かれています。家族のみならず、介護職員、あるいはケアの専門職のなかにも高齢者が週単位から日単位で死に向かっているのにも関わらず、いつまでも食べられることや飲めることに執着する場合があります。それがかえって死に至る高齢者に負担を、苦

痛をもたらすことがあります。

　ある末期がんの高齢者は、夕飯時になると痛みを強く訴えるようになりました。事情をよく聞いてみると、家族が集まる夕食のとき、食べたくない本人に家族が「食べろ」「食べろ」と言うため、本人はその時間が苦痛になり痛みを訴えていたのです。そのことを家族に話し、本人に強要することを止めてもらったところ、本人の痛みはすっかり消えたということです。苦痛がない穏やかな範囲で食べるコンフォート・フィーディング・オンリー（CFO79ページ参照）が大切になってきます。

　また少しでも水が飲みたいと訴える高齢者がいますが、舌が乾燥して丸まっていたり、口腔内が乾燥して自由な舌の動きが妨げられたりしていることがあります。安全に、少しでも水が喉をとおる工夫が必要です（図4-21）。下記は留意点となります。

・標準にこだわらない、少量でよい。「無理なく食べられる範囲」を大切にする
・食べられるとき、食べたいものを、食べられるだけがよい
・本人が好むならすべてフルーツ食にするなど、普通の食事に縛られない発想をする
・本人から言わなければ、食べることの話をしない
・本人は食べなくとも、家族が集う食事のテーブルに誘ってみる
・口腔ケアを行い、保湿剤を使って口腔内の乾燥を防ぐ
・氷片など、喉越しがよく、本人が受け入れるものを提供する

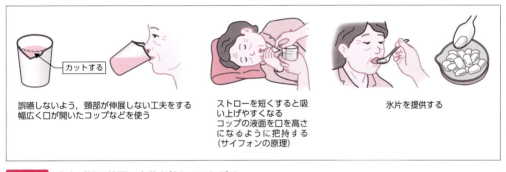

図4-21　本人が好む範囲で水分を飲んでいただく

　永井医師は、「食べたいものを大きな声で言える人は食べられる」という"永井の法則"を提唱しています（図4-22）。食べられる人は大きな声を出せる、食べる機能も、呼吸する機能もよくわかる明快な基準です。

　また萬田医師は、「本人の意思で食べている限りは、誤嚥性肺炎にならない」[27]と言います。本人の食べる、飲む意思が明確でないとき、拒否的であるときは注意が必要です。

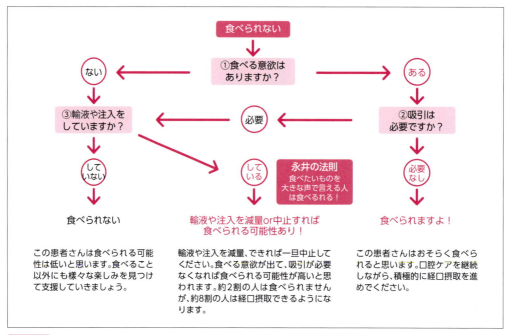

図4-22 食べられない患者のフローシート

「食べたいものを大きな声で言える人は食べられる」永井康徳．たんぽぽ先生のおうち看取り．幻冬舎．2020．

ドライアップ（Dry up）

　死のときが近くなり、栄養や水分の量を減らしていくと、枯れるように最期を迎えられると考えられる。

千葉純『わが家で最期を』（小学館）

5）排泄すること

　疫学者で作家の三砂氏は、末期がんを患う夫を看取る上でいちばん怖かったことは、「容態の急変」と「排泄」にかかわることだったと言います[28]。高齢者を在宅で介護していて、家族が限界を感じ施設入所を決断するのは、高齢者が失禁し床や畳を汚しはじめたときです。同氏は「排泄物で部屋が汚れ、そのにおいが家中に漂うようになることに、近代生活をしているわたしたちは、耐えることができないのだ」と書いています。

　排泄について人の手を煩わせるようになることは、なによりその状況がわかる高齢者本人にとって、たいへん気持ちが塞ぐことです。残された時間をよりよく生きる希望さえ奪ってしまいます。ケアの専門家は、業務の馴れからオムツ排泄を勧めがちです。しかしトイレまでの導線を短くする、伝い歩きができるような家具の配置などによってトイレが使えるようにすること。歩くことが難しければポータブルトイレを使うなど、排泄のトラブルにより本人が気落ちしてしまうことがないようにすることが必要です。また家族も排泄（物）によって萎えてしまわないよう、スマートな処理方法の情報提

供ができるとよいと考えます（図4-23、24）。

- 排泄時の音、臭いを本人が気にすることがなく、気分よく排泄できる環境を整える
- トイレでの排泄が可能ならば、ベッドをトイレの近くするなど、トイレ排泄が継続することを検討する
- 腸ぜん動を促進するように、下腹部（第四腰椎）の温あん法を行う
- 本人が手すりなどに体重をかけても横倒しにならない、しっかりしたポータブルトイレを用意する
- ポータブルトイレで排泄時には、消臭・防水マット、スクリーン（ついたて等）があるとよい
- ポータブルトイレのバケツにビニール袋をかぶせ、なかに紙おむつなどの吸収剤を敷き込むと処理がしやすく、臭いが遮断できる。災害時用のトイレ処理袋も利用できる

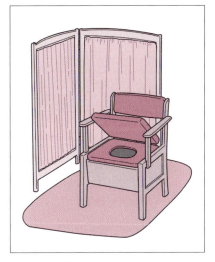

図4-23 プライバシーを死守して、気持ちよい排泄ができるようにする

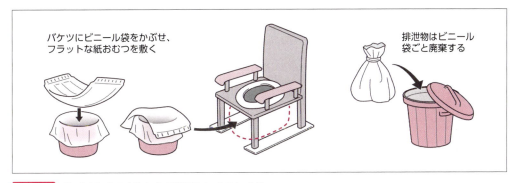

図4-24 片づけをする家族も心が塞がないようにする

6）口腔ケア

飲水量が減少し、また口呼吸をするようになると、口腔内が乾燥し舌苔も顕著となり臭いも強くなってきます。口唇も乾き乾燥した唾液などが張り付いたように見えます。そのため声がかすれて聞き取りづらくなり、訴えがすぐにキャッチしづらくなります。

喉が渇いたことを訴える高齢者がおり、家族は水分補給が足りていない、点滴などで水分補給が必要ではと考えますが、**多くの場合、口腔ケアを行って口腔内を湿らせることで落ち着きます。**

- 自分で歯磨きや口腔ケアができるうちは、誤嚥防止ができる体位や洗面台などの環境を整え行う
- 介助が必要となった場合、まず乾燥した口腔内をスポンジブラシなどで湿らせる
- 乾燥した痂疲や舌苔を湿らせて、柔らかい歯ブラシ（小児用のものが使いやすい）、舌ブラシなどでブラッシングする。汚れた水をスポンジブラシ、口腔ケアティシュで拭い取り、誤嚥しないようにする

- 歯間ブラシで歯の間の汚れを除く
- 保湿ジェルなどの保湿剤を口腔内、口唇に塗る
- 氷片など喉越しがよく保湿できるものを提供する
- 義歯も清潔な状態で装着、あるいは保存する

7）たたずまいを整える──流れ出る体液や汚れを除き、きれいな状態を維持する

　最期のそのときが近づいている高齢者とそのベッド周囲を見ると、ベッドの下の方に高齢者の体がずり下がって小さくなっている**（図4-25）**、また、衣類の前が開いており、髭が伸び、乾いた眼脂が固まっているといった様子を見ることがあります。施設・居住系サービスなどであれば、家族が面会に訪れたらどう感じるかと思うと申し訳なく思いますし、人生の大切な段階にある高齢者を粗末にしているようでたいへん失礼なことをしているように思います。

　美しく見えるポジションはバランスが整っていて、本人にとっても安全で安らかです。逆に言えば、乱れたポジションは、不安定で危険、居心地が悪い状態になっています**（図4-26）**。

　周死期が進行し**臨死期になるほどそれまで流出を止めていた筋肉が緩み、排泄物や体液（尿、便、鼻水、涙、唾液など）が体外に流れ出やすくなります**（fluid release）[29]。いつもすべての流出物を除き、清潔な状態を維持することは困難です。しかし、看取りのときは、思わぬときに突然、死に至ることもあります。いつそのときが来て

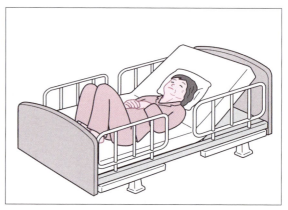

図4-25 病院でも施設でもよく見る、頭側を挙げたことによる体のずり下がり状態

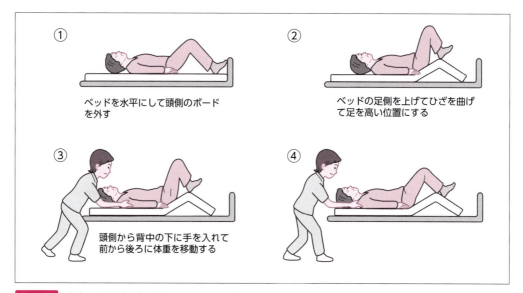

① ベッドを水平にして頭側のボードを外す

② ベッドの足側を上げてひざを曲げて足を高い位置にする

③ 頭側から背中の下に手を入れて前から後ろに体重を移動する

④

図4-26 家庭でも頭側に人が入れるスペースができるようにベッドを配置するとよい

もよいように、できる限り、見苦しいありさまでないよう整えておきましょう。

- ・ベッド上、その周囲は、乱れのないように整えておく
- ・体位変換などの折に、寝床の湿気を除き空気を入れ替える
- ・乱れがなく、汚れがない衣類を着ている
- ・髪の毛が整い、眼脂、口腔、鼻腔の汚れがない。鼻毛、髭が処理され、きれいな顔面に整っている
- ・手指、足趾の爪がきれいに整っている。手の内側も臭いがなく見た目がきれいである
- ・本人の希望を聞きながら、苦痛がない範囲で入浴、清拭、足浴を行う

8) 高齢者本人、家族が納得に至る経過とそれを「待つ」ことが大事

高齢者本人、また家族は、医師の前ではすべて理解したような分別がよい返答をする一方、実は何も聞いていなかった、わかっていなかったということがしばしばあります。また、本当に聞いていないのではなく、「否認」のコーピングの可能性もあるかもしれません。

一方、毎日本人や家族と顔を合わせている看護師は、医師の前ではやけに物わかりがよい高齢者やその家族の姿を見て「どうしちゃったんだろう」と思うことがあります。医師の側もそうした状態があることがわかっているのか、ある調査研究によると、在宅医および医師から見た訪問看護師の役割として、「医師に言えない様々な事情を聴きだすこと」とありました[30]。

ある高齢女性の夫は、医師から最期のそのときが近づいていることの説明に対し、冷静な様子で十分理解していることを述べました。しかし、医師がその場を去った後に「わかっています、わかっていますよ。でも、いつまでも一緒にいたいのです」と慟哭されました。**「理性的に理解」することと、受け入れるまで「納得できる」ことの間には大きなギャップ、へだたりがあります。**

多職種が看取りの課題に対して重層的に関わることのよさは、本人やご家族がいちばん言いやすいチームメンバーにいろいろなことを言うことができるという点にあります。本人や家族は、いろいろな人と話をしたり、自分で繰り返し考え自問自答したり、また時間を経ながら納得できる範囲を拡大していくのだと思います。その納得に至る経過を、「待つ」ことが必要です。

ある老親の長女は自宅で看取ることを決意したものの、明らかに迷う様子を見せていました。以下、著者との会話です。

（このまま見ていることが）非情な気がします。救急車で運んだら、病院ではいろいろ処置してくれますよね。そうすれば生きられるかもしれないし」

「そうですね」

「どうしたらいいでしょう。苦しくなったらどうしてあげたらよいか、わかりません」

「そのときは手を握って話しかけてあげることです。耳は最期まで聞こえていますよ」

「ああ、そんなことならいつもやっています。こうして何もしないでいることが、本当にいいのか」

「ご家族がいつもそばにいて、暮らしていた自分のお部屋にいて、こんな最高なことはありません」

「最期を見ていくことが耐えられないんです。病院にお任せしてしまえば、こちらも気が楽になるのですが」

と、睫毛反射がなくなり吐血を始めた老親の前で、長女は明らかに逡巡しはじめていました。

看取りは「待つ」姿勢を持つことが大切です。病院では待つわけにはいかずに、すぐに点滴やその他の処置が行われます。在宅の看取りでもそのときが近づくと、家族は何かせずにはいられない気持ちになります。しかし、**暮らしの場での看取りでは、見守りながら「待つ」ことによって高齢者に穏**

やかな最期を遂げていただくことができるのです。

　著者は長女を誘ってその手を借りながら開いた肛門からでる便や、出きらずにとどまっている便をきれいにし、眼脂や鼻水が除かれさっぱりするよう温かいタオルで拭きました。**家族と一緒に高齢者の体に触れ、実際のケアを共に行うことで、家族が気を取り直し、自信を取り戻すことがあります。**

　「ああ、さっぱりしたね。よかったね、お母さん」

　帰り際に長女は、

　「ありがとうございました、全力を尽くしてみたいと思います」

　「何かあれば、いつでも電話くださいね。すぐに来ますからね」

　「はい、がんばってみます」

　と、その場を後にしたのでした。

　その翌未明です。電話がありました。

　「**サイコーの最期でした。**静かに、苦しまずに逝きました。昨日は本当に迷っていたのですが、家で最期まで過ごせてよかったと思っています」

　「ほんとうに、よくおやりになりましたね。皆さん、ほんとうにご立派でしたね」

▌「引き算」のケアをする　自然な死の経過は創るもの

　著者の前著『はじめてでも怖くない　自然死の看取りケア』（メディカ出版）で対談した中村仁一医師は、常々「がんを患って死にたい」とおっしゃっていました（『どうせ死ぬならがんがいい』近藤誠、中村仁一、幻冬舎）。そしてあろうことか、ほんとうに末期の肺がんになってご自宅で最期を終えられました。

　直前に『やはり死ぬのは、がんでよかった』（幻冬舎）という本まで出版され、「このたび、めでたくというか、期待通りというか、がんになりました。願えば叶うものです」と書かれています。偶然だとは思いますが、あらためて「人は生きてきたように死ぬ」と感嘆せざるを得ません。

　中村さんは（先生と言ってはいけないとのことなので）拙著における対談のなかで「介護保険の基本は自立支援…ただし看取り介護は自立支援介護の延長ではないよ…看取り時期に入った、自立できなくなった状態の人にも、依然として『自立支援もどき』をやるから、本人に負担になる」と主張されていました。

　そして、「人間は本来、穏やかな死を迎えられるようになっています。それを邪魔しているのが『延命医療』と“延命介護”ではないかと思います」と「延命介護」を痛烈に批判していました。延命介護とは、死の間際まで「命の時間を１分１秒でも長く延ばす」ため、食べさせたり飲ませたりする介護をやり続けることです。

　中村さんご自身は最期まで点滴はせず、亡くなる朝には娘さんが作ったとんかつを数切れ召し上がって亡くなったそうです。

　図 4-27 で示しましたが、がん末期の死を見据えたケアでは、死の間際まで「延命治療」を行うのではなく、徐々に症状をコントロールする「緩和ケア」に軸足をシフトしていきます。同様に、介護においても死の間際まで「延命介護」「延命ケア」を行うのではなく、死を見据えながら「苦しみがなく安らか」であることをめざして看取りにシフトしていくことが重要です。

　「『できるけどやらない』という判断も可能となる視点を、病院で働いている医療職は再度考える必

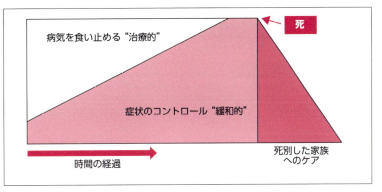

図 4-27　時間をかけて進行する病気と死の道筋への対応モデル

Lynn J、Adamson DM. Living Well at the End of Life: Adapting Health Care to Serious Chronic Illness in Old Age、RAND. 2003. を著者が改変

要があるかもしれない」[31]と言われるように、意図してケアを差し控える、中止することが看取りでは重要と考えます。ある緩和ケア医は「終末期を迎えた患者に対し医師は、治療の"引き算"を上手に行いながら患者と付き合っていくことが求められます」と述べています[32]。

看取りでは、**「生きるためのケアの効果」と「それによる苦痛」の「分水嶺」を評価しながら、徐々にケアの手を緩める、「引き算」をしていくことが必要**です。

日常の介護や看取りの現場で下積みを重ね技量を磨き、特別養護老人ホームの施設長になったある介護福祉士は、「看取りがはじまると、(本人への直接的な介護として)やることが少なくなる」と言っていました。死に向かうという自然に抗うから、高齢者本人が苦しくなる場合があります。いわゆる**「自然死」は自然にはやってきません。意識した具体的な引き算の行動によって創りあげていくもの**だと考えます。

　「状態が悪化して静養室に移っても介護自体は普段と変わりません。いつもと同じでいられることに施設での看取りの良さがあると思っていますし…」

川上嘉明『穏やかに逝く』(環境新聞社)

■引用・文献一覧

1) 総務省消防庁. 令和5年版 救急救助の現況. 2024.
   https://www.fdma.go.jp/publication/rescue/items/kkkg_r05_01_kyukyu.pdf（2024年10月1日アクセス）
2) 真弓俊彦, 竹村春起, 志水清和, 他. 終末期類似状態傷病者のCPA搬送の現状. 日臨救急医会誌. 2017; 20: 10-7.
3) 2011年6月28日. 中日新聞.
4) 濱邊祐一. 救急医療機関から. 在宅診療. 2019; 4: 565-7.
5) 厚生労働省老健局. 介護老人福祉施設・地域密着型介護老人福祉施設入所者生活介護. 2023
   https://www.mhlw.go.jp/content/12300000/001131787.pdf（2024年10月1日アクセス）
6) 金子直之. 救命救急センターからみた高齢者救急搬送の現状と問題点. 日老医誌. 2011; 48: 478-81.
7) 木澤義之. 今後のことを話しあおう. レジデント. 2016; 7: 96-101.
8) Dixon J, Karagiannidou M, Knapp M. The Effectiveness of Advance Care Planning in Improving End-of-Life Outcomes for People With Dementia and Their Carers: A Systematic Review and Critical Discussion. J Pain Symptom Manage. 2018; 55: 132-50.
9) Shakersain B, Santoni G, Faxén-Irving G, et al. Nutritional status and survival among old adults: an 11-year population-based longitudinal study. Eur J Clin Nutr. 2016; 70: 320-5.
10) Gomes F, Emery PW, Weekes CE. Risk of Malnutrition Is an Independent Predictor of Mortality, Length of Hospital Stay, and Hospitalization Costs in Stroke Patients. J Stroke Cerebrovasc Dis. 2016; 25: 799-806.
11) 今永光彦, 外山哲也. 在宅医療における死因としての老衰の診断に関する調査. 日本プライマリ・ケア連合学会誌. 2018; 41: 169-75.
12) Meier CA, Ong TD. To Feed or Not to Feed? A Case Report and Ethical Analysis of Withholding Food and Drink in a Patient With Advanced Dementia. J Pain Symptom Manage. 2015; 50: 887-90.
13) Finucane TE, Christmas C, Travis K. Tube feeding in patients with advanced dementia: a review of the evidence. JAMA. 1999; 13: 1365-70.
14) Teno JM, Gozalo PL, Mitchell SL, et al. Does feeding tube insertion and its timing improve survival? J Am Geriatr Soc. 2012; 60: 1918-21.
15) 全日本病院協会. 胃瘻造設高齢者の実態把握及び介護施設・在宅における管理等のあり方の調査研究 調査報告書. 2011.
16) 川上嘉明, 井上薫, 安倍明子, 他. 高齢者の経腸栄養について知っておくべきこと〜死に至るまでのBMIと栄養摂取量の推移から. エンドオブライフケア. 2019; 3: 17-22.
17) 新田國夫. 安心して自宅で死ぬための5つの準備. 主婦の友社. 2012.
18) Kawakami Y, Hamano J. Changes in Body Mass Index, Energy Intake, and Fluid Intake over 60 Months Premortem as Prognostic Factors in Frail Elderly: A Post-Death Longitudinal Study. Int. J. Environ. Res. 2020; 17: 1823.
19) Kawakami Y, Hamano J. Mortality Risks of Body Mass Index and Energy Intake Trajectories in Institutionalized Elderly People: A retrospective cohort study. BMC Geriatr. 2022; 22: 85.
20) 長尾和宏. 平穏死10の条件. ブックマン社. 2012.
21) 長尾和宏. 犯人は私だった！医療職必読！「平穏死」の叶え方. 日本医事新報社. 2015.
22) Benedetti FD, Ostgathe C, Clark J, et al. International palliative care experts' view on phenomena indicating the last hours and days of life. Support Care Cancer. 2013; 21: 1509-17.
23) Breen LJ, Aoun SM, O'Connor M, et al. Family Caregivers' Preparations for Death: A Qualitative Analysis. J Pain Symptom Manage. 2018; 55: 1473-79.
24) 木澤義之, 梅田恵, 新城拓也, 他. 地域で統一した緩和ケアマニュアル・パンフレット・評価シートの評価: OPTIM - study. Palliative Care Research. 2012; 7: 172-84.
25) Ganzini L, Goy ER, Miller LL. Nurses' Experiences with Hospice Patients Who Refuse Food and Fluids to Hasten Death. N Engl J Med. 2003; 349: 359-65.
26) Pasman HRW, Onwuteaka-Philipsen BD, Kriegsman DMW, et al. Discomfort in Nursing Home Patients With Severe Dementia in Whom Artificial Nutrition and Hydration Is Forgone. Arch Intern Med. 2005; 165: 1729-1735.
27) 近藤誠, 萬田緑平. 世界一ラクな「がん治療」. 小学館. 2016.
28) 三砂ちづる. 死にゆく人のかたわらで ガンの夫を家で看取った二年二カ月. 幻冬舎. 2017.
29) Julie McFadden. Nothing to Fear: Demystifying Death to Live More Fully. TarcherPerigee. 2024.
30) 片見明美. 渡辺修一郎. 基礎疾患ごとの在宅看取りにおける医師と看護師の役割の違い. 日本在宅医療連合会誌. 2024; 5: 1-8.
31) 木澤義之, 山本亮, 浜野淳. いのちの終わりにどうかかわるか. 医学書院. 2017.
32) 木澤義之, 山本亮, 浜野淳. エンドオブライフ・ケアへの挑戦. 医学会新聞. 2018.01.15.

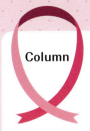

4章 「周死期」における看取りのプロセス：看取りは段取り八分

Column

【"看取り"ドキュメンタリー】
ケアの専門家は在宅でどのように家族を看取ったか：ACPの実施事例

繰り返しACPを行い遂げた在宅ひとり死

■川上 嘉明（東京有明医療大学教授）

1. 本人プロフィール

86歳（死亡時）女性。持ち家に一人暮らし。夫はすでに他界。二人の息子は実家を離れて生活している。

2. 疾患・障がいとその経過

1）診断名と本人の状態（図4-28）

- 20XX年4月 歩行中、突然意識消失し、病院受診。心臓カテーテル検査の結果、冠動脈狭窄症（三枝病変）および大動脈狭窄症と診断された
- 20XX年10月 冠動脈バイパス手術、人工弁置換術の同時手術を受けた。担当医からまずは10年をめどに見ていきましょうと説明あり。外出する機会は徐々に減ったが、友人らの買い物の助けなどによって、一人暮らしを継続していた
- 20XX年4月 手術から12年経過。自宅で死亡しているところを発見される。遺体検案書の診断名「急性虚血性心疾患（推定）」

2）ACP実施のプロセス

- 手術後は近医の通院を続けていたが、もはや「延命治療」は望まないことを明言していた
- 息子たちにも自分の今後の過ごし方について、自宅にいることが一番で、今後入院を含めどこにも行きたくないこと、また入院治療は一切したくないことを息子たちが実家に戻るごとに伝えていた
- 息子たちも、母から繰り返し伝えられる本人の希望は、揺るぎのないものだということを理解していった

3）最終段階の経過

- いつも応答するはずの電話に出ないため、息子の一人が隣の住人、民生委員に様子を見に行ってほしい旨を依頼した。戸締りがしてあり、いつも昼間は開いている雨戸が閉まっているとのこと
- 緊急に帰宅したところ、ベッドの横で倒れ息をしていない状態を確認。警察に連絡し、検視となった
- 下記の置き手紙を発見した（原文ママ）

「○○（息子の名前）おかえり、つかれたでしょう。私が死んでいたら先ず○○さん（隣人）、それから○○（本人の実家）に知らせてください。今迄、家に帰っても休む間もなく、食べるものを準備してもらってほんとうにありがとう。お前たちの父親が早く逝ってしまったから、お前たちもたいへんだったと思います。みんなよい職業についてくれて嬉しいよ。
…寿命が来たようです。別れはつらいけど、いろいろたいへんだと思いますがお願いします。お棺のなかにお前たちからの手紙を入れてください。写真と一緒に置いておきます。二人だけの兄弟ですから仲良くしてください。では元気でね。さようなら。ありがとう。体に気をつけて」

4）看取り後

・誰にも見守られないなかでの死であったが、普段の本人の希望、また置き手紙から、本人がその思いどおりの最期を遂げたと思えた

・結果は、以下のようであった
　本人が望む場所での死　〇
　入院しないで迎えた死　〇
　救急搬送などがない状態　〇
　残された息子たちの納得　〇

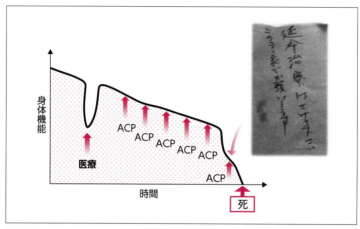

図4-28　臓器不全の軌跡モデルをたどるなか、ACPを繰り返し、自宅でひとり死に至った

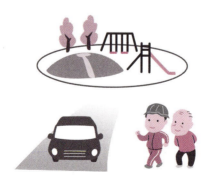

5章

鍵をにぎる家族へのケア
──家族の意思決定を支える

5章

鍵をにぎる家族へのケア
──家族の意思決定を支える

1 よい信頼関係が最期とその後まで大切になる

■ 高齢者を抱える家族と出会ったときから準備がはじまる

　母親を特別養護老人ホームで看取ったあるご家族は、当時施設長だった私との最初の出会いを思い出し、次のように語ってくださいました。

　「…入居が決まった時点で、川上施設長はケアマネジャーと一緒に、ショートステイでお世話になっていた施設に、母の様子を見に行ってくださいました。…都心から1時間半以上かかるところです。それだけでも恐縮したのですが、帰ってきたその足で私を訪ねてきてくださって、何よりも先に私の目をまっすぐに見つめ、こう言ったのです。

　『お母様にお会いしてきました。これまで大変でしたね』と。

　誰も分かってくれなかった母や自分たち家族の苦しみを、やっと分かってくれたんだと、本当に心の底から救われた思いがしました」[1]。

　この家族はお母様の家で過ごしたいという気持ちを大切に思い、家で介護しようと試みました。しかし食事介助中に窒息させてしまい、救急車を呼ぶことになったことをきっかけに、在宅介護をあきらめざるを得なくなったとのことでした。

　高齢者の家族への聞き取り調査によると、最もつらかったことは、高齢者の意思に反し高齢者の生活環境を変える選択をしなければならなくなったことだと多くの家族が述べています[2]。私たちが家族に最初に出会うとき、家族はいくつかの「つらい選択」を経験してきています。家族がたどってきた体験を想像しリスペクトする姿勢を持ち、コミュニケーションを行うことが大切です。そしてまずこうした良好なコミュニケーションができる関係が、将来の看取りにおいても、家族の選択と決定を支える私たちへの信頼につながっていきます[3]。

> 看取りは、最期のその場に立ち会った家族の人生観までも変えてしまう大切なもの。ケアによるかかわりを始めたときから、「死」についてケアチームや家族ら関係者全員で関わっていかなければならない。
>
> 　　　　　　　　　　　　　　　研修後のアンケートより

■ 本人、家族と看取りの話をする

　看取りに関する研修のなかで、専門職からよく聞かれるコメントに「(死に向かっている)高齢者本人、そのご家族との対話に戸惑う」、「本人や家族にどのように声をかけたらいいのか」、「看取りの

説明・同意をしていただく際、こちらの思いがうまく伝わらず家族に不快な思いをさせてしまったことがあった」など看取りのときの本人や家族への言葉かけの方法があります。

著者が病院勤務をしていたとき、未告知の20代の末期がん患者を受け持っていました。徐々に動けなくなっていくその女性はあるとき「あと、どれくらい生きられるかしら」と私にこぼしました。どんな返答が期待されているのかわからず、つい「いいケアをしますから、まだ生きられますよ」と応答したのです。するとそれまでの柔和な表情を一変し顔をきつくこわばらせて「あなたって、残酷なことを言うのね」と言い放ちました。

その若い女性は、生きていることのほうが「残酷」だと思い始めていたのでしょう。苦痛から解放される死に、希望を見始めていたのかもしれません。家族でさえ、彼女がいちばん話したかったその「死」の話題に触れようとしないなか、私とだったら本音で話せると思ったのでしょう。彼女がたった一人でいた暗闇の世界に、「死」を話題にするため降りていく勇気がなかった自分を今でも悔いています。

また、著者がある末期がんの男性への訪問看護でご自宅に定期訪問をしていたところ、突然奥さんから「もう来ないで欲しい」と言われました。よい関係ができていると思っていたため、すっかり豹変した物言いに、何か気に触れる発言をしてしまったかと戸惑いました。しかし、理由を聞けるような雰囲気でもなかったので、とにかくその後の訪問は他の看護師に代わってもらいました。

その男性が亡くなられて数年後、その奥さんに偶然お会いする機会がありました。ご自身から「あのときは、ほんとうにすみませんでした」とお話しされ、「元気な男性を見ると、夫の衰えていく状態が不条理に感じて、いたたまれなかったのです」と打ち明けてくれました。

死に向かう本人と家族は、こちらが想像もできない受け止めをしていることが多くあります。ケアを提供する側の私たちが理不尽に思っても、**私たちが想像できない本人や家族の感情や見えている世界を受け入れるよう心を傾け、本人や家族が納得できる看取りとなるよう進めていくことが重要です**[4]。

在宅、施設・居住系サービスなど、看取りの場と家族との関係によって異なりますが、周死期に沿った言葉がけの具体例、あわせて心構え、立ち居振る舞いを例示しました（**表5-1**）。あくまで言葉を探すうえでのヒントに過ぎません。まずは、本人、家族の真の思いを読み取ることが大切であると考えます。

　患者はコミュニケーションに飢えきっている。そうした患者とコミュニケートするためには、まずわれわれみずからの死の恐怖をさらさなければならない。そのような人がそばに黙ってすわっていてくれるだけで、患者は無限の安らぎをおぼえ、平和と威厳のうちに死ぬことができる。

エリザベス・キューブラー・ロス『死ぬ瞬間』（読売新聞社）

表 5-1 看取りの経過に沿った言葉かけの具体例と心構え・立ち居振る舞い

		言葉かけの具体例	ケア提供者の心構え、立ち居振る舞い
前期	月単位↓1か月前	・（医師からの説明後）わからないこと、ご心配な点はないですか？ ・お聞きになりたいことがあれば、どんな小さなことでも遠慮なくお尋ねくださいね。 ・【施設など】今日はこの（数ヵ月、1年）の変化をお伝えしたくお越しいただきました。（示せる資料があるとよい）体重がこのように下がり続けており、食べている量も（具体的に）これくらいになっています。（客観的な状況をまず伝え、家族がどのように現状をとらえるか、家族からの反応を待つ進め方もある）。 ・これまでの経験から言いますと、命の時間がより限られてきているかもしれないと考えています。 ・私たちはいつものとおりよいケアをさせていただきたいと考えておりますが、ご家族のお考えはいかがでしょうか（と、中立的に意見を求める）。 ・（家族がどうしてよいかわからない様子であれば）これまでこの施設では（このように）看取りをしてきています。もしよろしければ、一緒にここで最期までお過ごしいただくこともよいのではと考えております。	・施設内で行う看取りに関する話し合いの際は、第三者がいない個室、相談エリアを準備する。 ・話し合いの際は姿勢をただし、頬杖や足を組んだりしない。表情の大きな変化も押さえぎみにして話し合いに臨む。 ・本人、ご家族を中心に、方向性を見出していけるように側面から支える姿勢をもつ。考えられるよう無言の時間も必要であり、「待つ」姿勢が重要。 ・【在宅】通院が大変になってきた頃、在宅診療はどうかと伺ってみる。
中期	週単位↓短い週の単位	・【在宅】お疲れではないですか？何かお困りのことはないですか？ ・（症状や必要に応じて）医師に連絡しておきましょう。また医師から説明をしていただくよう"すぐに"手配します。 ・（パンフレットなどを示しながら）これからこうした症状が現れるかもしれません。他の方の例でも（こうした様子）をよく見ることがあります。その時は、（このように）されるとよいですよ。 ・【施設など】昨日は（こんな）様子で過ごされました。 ・今日は、お水を〇〇ほど飲んでくださいました。 ・（食事、水分はとれていないが）楽な表情でお過ごしですね。	・【在宅】家族の力をほめ、在宅でやっていけるかもしれないと家族が思えるように関わる。 ・家族に約束したことは必ず実行し信頼関係を維持する。 ・施設などに面会に来る家族は心配を抱えるなどネガティブな気持ちで訪れる。ケアが安定して進められていることを、笑顔などで示す。 ・注意してケアしていることをおわかりいただくよう、小さなことでも細目に家族にお知らせする。 ・水が飲めたことなど、よいニュースもお伝えすると家族はほっとする。 ・本人が辛いと、家族も辛くなる。本人が辛くならないよう、予防的対処を医師に相談するなど先を見ながら進める。

▌家族の「もてるチカラ」を引き出す

　一人暮らし高齢者の看取りも可能ですが、**家族が同居している場合、在宅で看取りが行えるのは家族の力があるからです**。家族に看取りを支える力がなければ、在宅での看取りは行えません。しかし、下記のような家族に関連する理由により、在宅での看取りが困難となることがあります[5),6)]。

　・本人が家族に迷惑をかけることはできないと考えている

　・家族は、本人が「死」に至ることの現実感に乏しい

　・本人と家族の間の関係が良好ではない

　・家族メンバー間で、在宅で看取ることに対する意見がまとまらない

　・「死」は受け入れられないと考えている家族メンバーがいる

　一方で、本人や家族が在宅での看取りに肯定的に向かっていけた要因として[7),8)]、

　・本人の意向と、それを叶えたいと思う家族の気持ち

　・家族メンバーが前向きに取り組み、協力ができること

5章　鍵をにぎる家族へのケア──家族の意思決定を支える

		言葉かけの具体例	ケア提供者の心構え、立ち居振る舞い
後期	日単位↓時間単位	・【在宅】（ご家族に）上手に進めていらっしゃいますね。 ・【在宅】ご心配なことはないですか？　何かあれば、いつでも連絡してください。 ・（本人が覚醒していないようでも）「脈をとりますよ」、「体の位置をなおしますね」と一つひとつの行為を丁寧に心を込めて提供してることを示す。 ・（本人の反応がなくても）その場を退室する際は、「ありがとうございました」と丁寧に頭を下げて辞する。 ・手足をこうしてさすって差し上げると気持ちよく感じられると思いますよ（実際に行ってみせる）。 ・呼吸が早くなっていますが、眉間にしわがないですし、苦しそうでないですね。多くの方はこうした呼吸をするようになりますね。 ・ご家族がそばにいないときに、ふっと逝かれることもあります（ご本人がいちばんよい時に逝かれるのかもしれませんね）。 ・昏睡に入っておられますね。苦しみは感じていらっしゃらないと思いますよ。	・【在宅】家族をねぎらう。（問題があるかもしれないが）まずはよく進められていることを褒める。 ・【在宅】いつでも支援できる体制があること、いつも「伴走」していることを伝える。 ・業務を終え退室する際は、しっかり本人にご挨拶をして辞する。 ・家族は徐々に周囲の刺激に敏感になっていく。ユニフォームはだらしなく見えないよう、また清潔なものを着用し、身なりを整えて接する。 ・本人が大切にされていると家族に思っていただけるよう、心を込めて丁寧に接する。
臨死期	時間単位↓直前	・そろそろ旅立ちの時間が近づいていますね。 ・手を握って、声をかけてあげてくださいね。 ・目は閉じていらっしゃいますが、聞こえていらっしゃいますからね。 ・「ありがとう」って、耳元で伝えてくださいね。 ・（最後の呼吸が終わり）ご家族からの言葉を待ってみる。	・ベッドの上の本人、座っている家族を見下ろさない。目の高さを同じにして語りかける。 ・かける言葉が見つからない様子も言葉になる。本人のそばで手を握ったり、さすったり、うなずいたりすることもよい。 ・本人とご家族が親密になれる場をつくる。バイタルサインなどを測るより、その場を邪魔をしないことも必要。
死後の時期		・（ご本人には生前と同じように）〇〇さん、（ケアさせていただいて）ほんとうにありがとうございました。 ・（ご家族に）よくおやりになりましたね。 ・ご家族の皆様も、ほんとうにご立派でしたね。 ・よい親孝行ができましたね。 ・いちばんよい状態で逝かれましたね。 ・（ご遺体に）ゆっくり休んでくださいね ×大往生でしたね（家族の思いと異なることがある） ×年に不足はないですね（家族はそう思っていないことがある） ×「ご苦労様でした」は上の者から下の者へ掛ける言葉	・身に着けているエプロン、ガウン、作業用キャップなどは脱ぐ。 ・マスク、手袋をはずし、本人、家族それぞれに心に残るような深い一礼をする。 ・その場と亡くなった高齢者に敬意を表す。 ・親密度にもよるが、家族の背中をさすって言葉かけをするとよい。 ・その場がなごんでいても、声を出して笑わない。

　・同居以外の家族メンバーも協力的で、交替して介護ができたこと

　・医師や訪問看護師が常に本人にとってベストの方法を探してくれたこと

　・医師は家族に病状をこと細かく書いてていねいに説明してくれたこと

などがありました。

　在宅での看取りについて、家族の「もてるチカラ」を引き出すためのポイントをいくつか挙げます。

1）高齢者本人が痛むから家族も苦しむ

　本人が苦しんでいる症状が和らぐと、家族の緊張や辛い気持ちもおさまっていきます。医師による症状緩和の反応を観察し、状態が悪くなっても本人が辛くない環境や条件をつくっていくことが、家族の安心につながります。

　また、眉間のしわや苦痛の表情がないことから、苦しいから呼吸が荒くなっているわけではないこと、さらに昏睡に入れば苦痛は感じなくなることなどをお伝えし、家族の苦しみをとり除くことが大切です。

2)「何かあったらどうするのか」の「何か」の中身がわからず不安を喚起する

　周死期の進行に応じて現れる変化は、ある程度予測可能です。絵や写真が掲載されたパンフレット類を用いて、どのような経過をたどるか説明しておくことが必要です。

　あまりにそのとおりに進んでいくことから、あるご家族から「教えていただいたとおりに変化していくので、不安はなくなりました。でも言われたとおりに変わっていくので、逆に怖い思いがしております」と言われたことがあります。

　「何かあったらどうするのか」の「何か」を具体的にお伝えし、あわせて「家族ができること」も提示できるとよいでしょう。

> 「死ぬのは分かっているけど、今から死ぬまでの経過が、まるでブラックボックスなんだ、どうなるのかがわからないから、どうしていいかも分からないんだ」
>
> 山崎章郎『「在宅ホスピス」という仕組み』（新潮選書）

3) 家族ができること、役割を提示する

　家族は高齢者のために何かできることはないかと思っています。状態が悪くなっていくのに、何もできずにいることが家族にとっていたたまれないことがあります。看護師や介護職員が行う処置を一緒に行うこともよいですし、手足をさすってあげること、本人から応答がなくても声をかけてあげること。家族の集まりに入れて、高齢者を中心に雑談をすることなど、家族が送る普段通りの生活に本人もいつものようにいることなど提案できるとよいと考えます。また、何か特別なことをしなくとも、いつもと同じ日常があることが本人にとって最良であることもお伝えできるのではないかと思います。

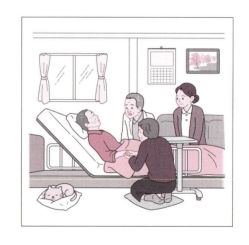

4)"意外"とやっていけるかも…と家族が思うこと

　痛みが増強したときのレスキュードーズ（臨時追加投与）の使用は、病院に入院しているより在宅のほうが家族によってすぐに対応できます。そうした家族の判断と実施によって本人の疼痛が和らいだり、本人が家族を頼りにしたりするようになると、家族は意外にやっていけるかもと思うようになります。こうして家族が自主的に乗り越えていけるように支え、家族の力を認めていくことが大切です。

5) 家族が思いや感情を表出できる

　高齢者の状態が坂道を下るように、あるいは階段状に悪くなっていくなか、家族も精神的に大きなストレスをかかえていることがあります。高齢者本人の前で気丈にしなければならないと思うと余計、

自分を抑え込んでしまいます。また死を見据えながらも、どこかでそれを認めたくないと思い、現実との間で「何かもっとできることがあるのではないか」と悩んでいることもあります。家族が、感情をオープンにできる機会づくりが必要です。

家の外で話をゆっくりお聞きするなど、「これで間違っていないですよ、よくやっていらっしゃいますね」、「いつも家族を応援しますよ、いつでも心配なときは連絡してください」と、文字どおり背中を手で柔らかくさすってさしあげることができるとよいでしょう。

6）まだ"死の先送り"ができるのでは…という家族の思いも大切にする

医療者などからの説明に理解して、覚悟しているようでも、その最期のときが来るのはまだ先だろうと家族は楽観視する傾向があります。まして、まだ本人がなんとか動けており、会話ができていると、とても現実として死が近づいていることが受け止められません。しかし、実際にはさっきまで元気そうだったのに、あっというまに息を引き取ってしまうということがあります。

家族の、いつまでも本人と一緒にいたいと思う希望を含む気持ちも大切にしたいと思います。その気持ちが、現実に向きあうことの苦しさを和らげていることがあるからです。一方で、客観的に変化していること、その状態から死がどれほど近づいているかということは、医師から明確に伝えてもらうようにします。家族と同じ立ち位置で、「今」高齢者本人と一緒にいられることを大切に思い、具体的にできることを一緒に考えることがよいのではないかと考えます。

7）かけがえのない特別な"今"を、本人と家族にせいいっぱい生きていただく

がんの夫を家で看取った三砂氏は「客観的に見ればこの人はいつ死んでもおかしくないのだが、そばにいるわたしは、『こんなに具合が悪いのだから、もう、ダメだ』ということを一度も思うことがなかった。いま、なにができるだろう、いま、どうやったら気持ちよくすごせるだろう、いま、自分がしなければならないことはなんだろう、そういうことばかり考えていた」[9]と述べています。

家族は、頭のどこかでは残された時間がないことを自覚しながら、しかし、お別れのときができるだけ来ない方がよいと考え、何かをしなければならないと思います。

ときには何かをしようと思わなくてもよいこと、"Not doing, but being"、「何をするのではなく、ただそばにいること」や "Just being there"、「ただそこにいること」が大切なこと、目の前で一緒に過ごしている愛する人と、同じ空気を吸っている「今が永遠」であり、尊いことであると、家族に伝えられるとよいと思います。

高齢者本人と共に、ご家族も一生懸命に生きていることを「間違っていないですよ、よくやっておられますね」とフィードバックし、家族とともに伴走する、家族を支えることが大事です。

2 コンセンサスベースド・ケア──本人・家族の意思決定支援

■ できる限り本人の意思表出と選択を支援する

高齢者のなかには認知症などによって、自らの生命に関する選択について「意思決定能力」が十分ではない、またそうした決定ができない人もいます。施設・居住系サービスにおける「看取り介護加算」の要件では「人生の最終段階における医療・ケアの決定プロセスにおけるガイドライン」などの内容に沿った取り組みを行うことを求めるとしています（厚生労働省）。そのガイドラインにおいて、特に「本人の意思が確認できない」場合について、家族が本人の意思を推定できればその推定意思を

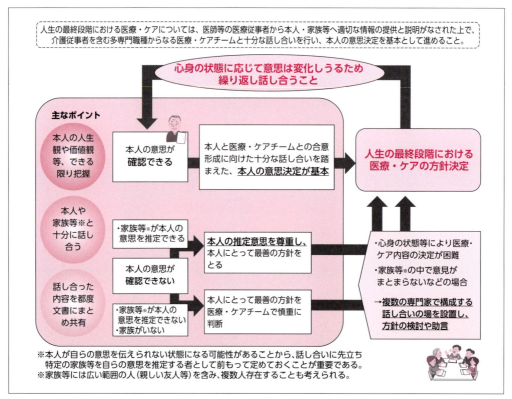

図 5-1 「人生の最終段階における医療・ケアの決定プロセスに関するガイドライン」
意思決定支援や方針決定の流れ（イメージ図）（平成30年版）

尊重し、「本人にとって最善の方針をとる」こととなっています（図 5-1）。

　一方、家族が本人の意思を推定できない、家族がいない場合は、本人にとって最善の方針を医療・ケアチームで慎重に判断するとなっています。

　意思決定能力を成立させる基本的な要素には、次の4つがあると言われます[10]。

・説明の内容をどの程度理解しているか（理解する力、Understanding）
・それを自分のこととして認識しているか（認識する力、Appreciation）
・論理的な判断ができるか（論理的に考える力、Reasoning）
・その意思を表明できるか（選択を表明できる力、Summary）

　上記の各要素で示されるように意思決定能力は言語的理解を前提とした言語表現が基本です。しかし、**言語に依らなくとも、高齢者の意思や自主的な選択は、高齢者のケアをしている日常生活のなかで、私たちは随所でキャッチしているのではないでしょうか。**

　たとえば食事のケアをしている場面で観察される高齢者の意思とその選択の例として、

・食事に誘うが、何度も「もういいよ」と言われ毛布を頭からかぶってしまう
・「もういらないよ」と手で振り払われるが、お魚とオレンジは食べる
・みそ汁を召し上がるが、やっと2口飲んだあとは「全然だめ」とのことで終了
・アイソトニックゼリーなど、口に触れるとすぐに閉ざしてしまい水分摂取できず
・プッと吐き出す。「〇〇さん」と声をかけ呼び食事介助するが、またプッと吐き出してしまう

などの場面は、私たちが普段から経験している高齢者の反応です。**たとえ認知症がある高齢者であっても自発的な意思により、最初から、あるいは途中から食事を摂ることを拒否する選択をしている**と考えます。

意思表示には、食事の選択といった日常的な意思表示から生命に関わる決定まで、「意思表示と選択の次元」があります。たとえ認知症などのため生命に関わる決定が言語によって表明されなくても、日常における非言語的な表現は、どのような状態を望んでいるのか、高齢者の意思を推定する重要なデータとなります。

人は誰でも自分の行動を自分で選びたい、決めたい、その思いや考えを相手に伝えようとしています。特に要介護認知症高齢者について、**今まで「本人にたずねなさい」とは言われてきませんでしたが、ほんとうはどうしたいのか、本人から聞く姿勢が必要ではないでしょうか。**

またケアが必要な高齢者は、時間の経過によって反応が変化し、場面が異なると違う反応が現れることも特徴です。そのときの感情や気分により意思が変化します。加えて、相手により反応が異なり、「人との関係」も意思表示や選択に影響します。

何が嫌なことで何が好ましい状態と感じているのかを総合して読み取り、普段の本人に限りなく近い意思と選択を推定することが大事です[11]。

> 「…食事の量はほぼ全量、一定して食べていらっしゃったのですが、徐々に身体が小さくなられているな、という印象を持っていました。とても水が好きでよく飲まれていたのですが、亡くなる前日にいつもの半分くらい飲んだところで首を横に振られたんです。首を動かすなんてそれまで一度もなかったので『これは絶対におかしい！』と…」
>
> 川上嘉明『穏やかに逝く』（環境新聞社）

■ 話し合いを重ねて看取りの合意を積み上げていく

看取りの方針を決定していく際は、日常生活の場面をとおして得られる言語的、あるいは非言語的な高齢者本人の意思をベースに、家族が考える本人にとっての最善を統合して、最期のそのときまでどう生きていただくかという方針を導いていく必要があります。

そのために、今後見込まれる経過などについての情報共有の上に、看取りに関わる専門職と家族が、合意形成ができる話し合い（コンセンサスベースド・アプローチ[12]）が必要です。また看取りの進行に応じて、新たな問題が出現することもあり、**その時々の状況に応じて、よりよい選択と合意を積み上げていく話し合いを繰り返し行います。**

1）話し合いに参加する人を決定する

残された命の時間が限られていることを家族に切り出す際は、医師からの説明が必須です。在宅ではもちろんのこと、施設・居住系サービスでも、まずは医師から高齢者の状態について説明していただきます。看取りに関わる専門職も、それぞれが参加します。

家族ですが、ケアに関わっている家族は必ず参加します。加えて重要なことは、普段ケアに関わっ

ていないが、高齢者本人の**看取りについて影響を及ぼすような立場にある家族には、必ず参加をしていただきます**。看取りが始まっているのに、それまで姿を現さなかった「遠くに住んでいる長男」などが、看取りの方針をひっくり返すことがあるからです。

2）これまでの経過と今後どんな経過をたどるかの予想を伝える

まずは医師から家族に説明していただきます。

その後の家族との面談の際、医師からの説明の内容、またその重大さについてあまり重く受け止めていないのではないかと思うことがあります。家族の理解の様子を見ながら平易な言葉で補足したり、時間をおいたりして、**最後のそのときに至るまでのイメージを徐々に共有する**ことが必要です。

3）高齢者本人にとっての「最善」「最もよい状態」を擁護する

家族は自分たちにとってよい選択が、高齢者本人にとってもよい選択である…と考えがちです。

言語での意思表出ができないある認知症の高齢者は食事が摂れなくなり、養子の家族と著者らが話し合いを持つことになりました。家族は育ててもらった養母に、できる限り生きていて欲しいとの意向が強く、胃ろう造設を選択しました。しかし、施設に戻ったその高齢者は、看護師が栄養のチューブを接続する度に形相をこわばらせ、栄養注入ボトルを凝視しながら声にならない声で「いやぁぁ」と訴え続けるようになったのです。動かない身体全体で、注入を拒んでいるように見えました。

高齢者にとっての「最善」は何か、そしてその高齢者を「もっともよい状態に置く」ことはどういうことか、私たちは高齢者本人の声にならない意思をくみ取り、まずはその選択を代弁し擁護することが重要です。

4）家族がよりよい方向性を見出していけるように導く

高齢者の予後については、さまざまなデータや経験に基づき、医師から具体的に説明していただくことが重要です。また長い期間かけて提供しているケアのなかで蓄積されているBMIの推移に関するデータ、食事や水分の摂取量の変化に関する客観的なデータを家族に示すこともわかりやすい説明となるでしょう。

家族によりますが、状況を理解していく経過を見守りながら、家族が自主的に方向性を選択していけるとよいと考えます。家族は自分たちで選択したという意識を持つことができます。そのコンセンサス（合意）をベースとして、**家族、そして看取りの専門職それぞれが責任を持ち、看取りを背負っていく覚悟をしていくプロセスづくり**がよい看取りの仕上げをもたらします。また、高齢者の看取りの意思決定から関与し、最期のときまで一貫して関わり続けた家族の満足度は、さらに高くなると言われています（p25、看取りに関わった家族は満たされる）（図5-2）。

話し合いの後は内容の記録を作成し、その話し合いのまとめとして内容を読み合わせ、家族とともに双方が保持しておきます（図5-3）。

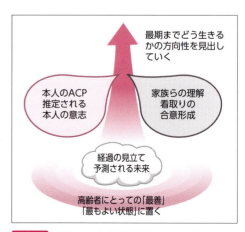

図5-2　看取りの方向性を見出していく

5章　鍵をにぎる家族へのケア──家族の意思決定を支える

ご家族とお話しした内容の記録

利 用 者 氏 名
説 明 と 同 意 の 日　　　年　　　月　　　日

参加者
家族：　　　　　　　　様　　　　　　　様
医師：
生活相談員：　　　　ケアマネジャー：　　　　　看護師：　　　　介護主任：
栄養士：

医師より
・昨年末から誤嚥性肺炎を繰り返している。唾液も飲み込めておらず、今後も肺炎を起こすでしょう。徐々に衰弱しており、肺炎が命取りになることがある。
・食事量も減ってきており、口からの栄養摂取が無理であれば、チューブによって栄養を補う方法もあるが、その後の状態が安定するかどうかは断言できない。
・食べられるだけ、飲めるだけの栄養や水分量で経過を見ていく方法もある。それもご本人にとっては、苦痛が少ない過ごし方のひとつであると考える。

ご家族より
・肺炎を繰り返す周期が短くなっていることはわかっていた。妹とも、心配をしていた。
・チューブを使うことについては家族のなかで話し合ったことがない。できるだけ長生きしてほしいと思うが、それが本人の望みなのかはわからない。正直、どうしてよいのかわからない。
・しばらくこのまま様子を見て、発見時に息が止まっていたら、そのまま心肺蘇生はせず本人の寿命だと考える。
・衰えていく過程のなかで、どこからが延命になるのか、線引きが難しいですね。

相談員、職員より
・入所後、食事量は変化がないが、体重および BMI(体格指数) が低下し、現在 BMI16.5kg/m^2 となっている。
・ここ数日は 8 割ほど食べられるときもあるが、「むせ込み」「溜め込み」「傾眠」が目立つようになっており、このグラフで示しているとおり、食事が以前の半分くらいしか食べられなくなっている。
・水分摂取も食事以外で 1 日やっと 300mL くらいにとどまり、本人も飲む様子がないので誤嚥を起こす前にやめるようにしている。
・目を閉じて眠っている時間がより長くなっており、本人の「快適」「ここちよさ」を大切にするのであれば、本人が苦しくない範囲で飲食をして、ここの静かでなじみの環境や職員が見守るなか、過ごし続けていただくことが望ましいと考えている。

今後の具体的な方針
・病院には搬送せず、当施設で最期のそのときまで過ごしていただく。予期せず急死に至ることもあることを、ご家族も了解した。
・本人の苦痛がなく安らかであることを最優先として、食べることや飲むことも考える。
・家族と過ごせる時間と場所を確保し、できるだけ一緒に過ごしていただく。

□緊急時の連絡先
①○○○ △△　電話　　　　　　携帯電話
②○○ △△　電話　　　　　　携帯電話

特別養護老人ホーム
施設長　　　　　　　　殿
　　　　　　身元引受人　　氏　名　　　　　　　続柄　　　　　印
　　　　　　　　　　　　　氏　名　　　　　　　続柄　　　　　印

図 5-3　話し合い後の内容の記録例

突然現れた家族が看取りの方針をくつがえす

　ケアに直接関わってこなかった家族のメンバー、またはその存在さえも聞いていなかった家族が突然姿を現し、それまでの看取りの方針をくつがえすといった経験はないでしょうか。

・家族と DNAR（Do Not Attempt Resuscitation）の確認ができていたが、不意に見たこともなかった家族が現れ、希望により心臓マッサージが始まるケース

117

・施設で最期を迎えようとしていたところ、県外に住む家族が「死に目に間に合いそうにない」ので救急搬送してほしいと連絡してくるケース
・「ずっとみているキーパーソンの方はかわいそうだからやめたって、…ただ、よそから帰ってくる身内の方は点滴もしてないのか、っていうような見方をする人が多くって…」13)

　ケアに関わり、経過を見てきた家族は高齢者の看取りを比較的受け入れやすいと言えます。しかし、ケアに関わっていない、経過を見ていない、加えて**それまでの看取りに関する話し合いに参加をしたことがない家族が、いったん合意ができた看取りの方針をくつがえす印象があります**。

　家族間で現れるこのような意見のちがいは、看取りがスムーズに進まない障壁のひとつになっているという調査もあります。その背景にはそれぞれの家族メンバーが考える「最もよい対処方法」について考えの相違があること、家族自身が向き合うことになる肉親の「死への恐怖」、それまでに家族のメンバーに培われた考えや信念などが背景にあるようです14)。

　まずは家族全員が高齢者の現状やこれから起こりうることを理解すること、それぞれの家族は、どのような経過を望んでいるか確認し、ある程度の方針と具体的な進め方の意向をまとめるところまで支援できるとよいと思います15),16)。

　一方、「寝たきり大黒柱」などと揶揄されることがありますが、ケアを受けている高齢者本人の収入に頼っている家族メンバーがいる場合があります。本人にとっての最善を守るため、地域包括支援センターや行政の所管部門の担当者にも同席をお願いし、話し合いをしなければならないこともあります。

　途中から割って入って来た家族に看取りの方針転換をされた経験があります。
　それまでの経過を理解していない家族に、高齢者の状態をいかに客観的な根拠をもって説明できるか、また家族とともに、すべての職種が共通の認識と同じ目標をもって看取りに臨むことができるかが重要だと思います。

研修後のアンケートより

3　家族の後悔を少なくする

■家族が死を受け入れていくプロセスを支える

　在宅で看取りを行った家族は、看取りの経過で選択を重ねるなかで次第に覚悟を固め、最後は自分たちで選択したという自負を持って看取りを終えているように見えます。
　在宅での看取りをやり遂げた家族の思いの研究では17)、
「本人の思いを中心に据え家で全うさせたいと決心した」
「本人が家にいられる暮らし方を作りたいと思った」
「本人の意を汲めるようにいつも気を配った」

5章 鍵をにぎる家族へのケア──家族の意思決定を支える

と在宅療養をする本人が中心となるよう、家族による看取りが進められました。

そして看取りが終わった後には、

「家族だけで迎えた死は穏やかで自然だった」

「看取りさえも家族のよき思い出となった」

と、看取りをとおして、家族が一段成長するように見えます。

施設・居住系サービスでは、家族はサービスを担う職員に看取りを託します。看取り後の家族の**「もう少し、何かできることがあったのではないか」といった後悔をゼロにすることはできませんが、後悔を少なくする**ために、家族を看取りのチームにいれて、できることは一緒にしていただくことがよいのではないかと考えます。

施設に入所していたある高齢者は、反復する誤嚥性肺炎のため入退院を繰り返していました。しかし、入院先のベッドで本人が点滴の針を抜き暴れて困っていると言われた家族は、本人が穏やかにいられる施設で過ごさせることを選択しました。

しかし、家族は経口からの摂取をあきらめることができません。枝豆を裏ごししたスープ、葛湯など自分たちで調理したものを持参していただき、納得するまで試していただくことにしました。しかし、そのひとさじ目から本人は大声をあげ手で振り払い一滴も口にしません。とうとう家族はあきらめざるを得なくなり、結果としては点滴一つないまま、偶然訪れたお孫さんがそのおじいちゃんの手を握るなかで静かに息を引き取ったのです。

これには後日談があります。点滴一つなくても苦しむ様子がなく、人は最期を迎えられることを学んだ家族は、今度は母親が末期がんになったときに自宅で看取ることを決意されました。そしてその後お電話をいただきましたが、「点滴一つせず、母は父のもとに旅立ちました」としっかりとした口調で報告してくださいました。

施設などであっても、家族が看取りに参加することにより、大切な人の死のプロセスを受け入れ看取りを学んでいくことにつながります。

■ 必ず現れる「食べなくなった」とき、どうするか

死に至るどの軌跡モデル（p13、「周死期」：死に至るまでのいくつかの軌跡モデル）であれ、最期のそのときが近づくと「食べられなくなる」状態になります。家族にとって、その状態に対して何もしないでいることは、たいへん厳しい体験になります。しかし、「食べないから死ぬのではない、死ぬ過程で食べなくなる」わけです（p22、食べないから死ぬのではない──死ぬ過程で食べなくなることを受け入れる）。

その理由は、次のように説明されています[18]。

・全身状態の低下と臓器不全の進行に伴い、身体が栄養・水分を必要としなくなる

・衰弱により嚥下力が低下して、食欲の有無にかかわらず嚥下ができなくなる

・意識の低下に伴い、嚥下能力があるにもかかわらず嚥下時の集中力が欠如する

アメリカで発行されている内科学の教科書、ハリソン内科学（Harrison's Principles of Internal Medicine）には、「患者は死につつあるから食べないのであって、食べるのをやめたから死ぬのではないことがわかれば、家族や介護者の不安は軽減する」（日本語版、第5版）と書かれています。しかし、何もしないでいることに耐えられないため、いわゆる「点滴信仰」があることも確かです。

長尾医師は、「終末期に200mLの点滴を行うことが多くあります」と言い、「それで家族が『最期まで医療を施された』と納得される場合も少なくありません」と述べています[19]。

また、看取りが進むとそうした食べない、飲まない状態が現れてくることを、あらかじめ家族と共通理解していくことが大事ではないかと思います。

■ 死ぬときを見届けなくてよい　医師の死亡診断は翌朝でもいい

死に目（死の瞬間）を見届けることが、看取りにおける重要な務めだと家族が考えている場合が往々にしてあります。

そうした強い思いのために在宅での看取りが難しいと考えたり、看取りがストレスになったりしているケースが少なくありません。ところが実際には、本人が静かな様子なので近寄ってよく見てみたら息をしていなかったとか、夜間もつきそっていながら、落ち着いている本人の様子に安心し用事を済ませに外に出かけたときに亡くなるということが珍しくありません。

家族には、どんなに看取りの経験を積んでも具体的なそのときの時間まではわからないこと、「死に目に会う」ことは気にする必要がないこと、**高齢者本人が一番いいタイミングで逝かれる**ことを、あらかじめ伝えておくとよいでしょう。

ある高齢の奥様は、ご主人の看取りを在宅で進めているとき、在宅医に「夜中に主人が亡くなっても、先生には翌朝お電話しますから、先生もいつもどおり晩酌でもしてください」と言いました。妻**も夜中に医師を迎え入れる準備をしなければならず、自分の休息を妨げられたくなかったわけです。**

地域の診療所の医師の高齢化も進んでいます。また地域の医師が看取りを積極的にしない理由のひとつに、晩酌の習慣をなくしたくないことがあると言います。夜中に息を引き取った高齢者を、「どうしたものかと思ったのですが、夜中ですし、今日は静かにここで休んでもらおうと決めて」[20]と朝になって医師に連絡すれば、家族も医師も、疲弊しないで済みます。

■ 家族が看取りに主体的に向き合うために

最期のそのときが近づいていることを現実的にわかってもらえるよう、また家族が看取りをしたことを実感してもらえるよう、次のような家族への勧めもよい成果をもたらすのではないかと考えています。

1）会わせておきたい人の面会を勧める

そうした「のっぴきならない」時期に来ていることに、気がついていただけることがあります。自分たちで連絡する相手のリストを決めて、相手に最期のそのときが近づいていることを繰り返し説明するなか、自分たちが看取りの当事者であることに自覚していくようです。

2）最後に本人が着る服をあらかじめ選んでもらう

あるご家族に最後に着ていただく服を選ぶことを勧めたところ、衣装ダンスの服ひとつひとつから、それぞれの服を着て元気だったころの老親の記憶がよみがえり、泣けて仕方がなかったとおっしゃいました。その数多くの思い出がつまった服のなかから選ばれた一着は、もっとも記憶に残るものだったのでしょう。

看取りが終わった後、家族が選んだ服を本人に着ていただくと、家族はほっとした表情をされたり、笑顔を見せたりします。家族と一緒に過ごした元気だったころの姿を彷彿とさせるのでしょうか、看

5章　鍵をにぎる家族へのケア──家族の意思決定を支える

取りの緊張がほぐれて、ほのぼのとした安堵の時間に変わっていきます。

3) 呼吸停止の時間を家族に確認してもらう

あらかじめ担当医と相談し、呼吸停止の時間は家族に確認していただくこともよいでしょう。そして、医師にその時間を死亡診断書に書いてもらうようにします。家族に息を引き取った時間を自分たちで見てくださいと伝えていると、在宅で看取りをしている家族もあわてて在宅医に連絡することがなく、気持ちに余裕を持って進めていくことができます。

4　看取りは最後の仕上げが大切

■ よい看取りを経験した家族は成長する

治療を優先する病院のベッドで最期を終えた患者のご家族は、一様に沈痛な面持ちであり、そうでなくてもにこやかな笑顔を見せることはまずありません。それとはまったく正反対に、施設・居住系サービス、在宅で最期のそのときまで過ごし死に至った高齢者の家族は悲しみを見せる一方、ポジティブにその死までの経過と死をとらえることが対照的です。

そして、呼吸が終わったことを見届けた家族が最初に口にする言葉は、その看取りに向き合った家族ならではの深い慈愛に満ちています[1]。

「いってらっしゃーい、むこうにいるおじいちゃんによろしく」と、母親の耳元で声をかけた二人の娘。

「もう、がんばらなくてもいいんだよ。ゆっくり、やすみなさい」と妻にささやいた夫。

「心配しなくていいから…ありがとう」と、仲たがいをしていた母の死を見届けた息子。

「一緒に、いい時間を過ごしてこられたねぇ、ありがとう」と長い歳月を共に生きてきた夫。

「よかったねぇ、おつかれさま」と伝える子どもたち。

ひとつの大仕事をやり終えたように、多くの家族が満ち足りた表情を見せます。

在宅で末期がん患者を看取った家族介護者の調査研究では[21]、

「この経験を通して、私は周囲の人たちへの感謝の気持ちをより強くもつようになった」

「この経験を通して、私は家族の大切さをより強く感じるようになった」

ということに多くの家族があてはまると回答しています。

また家族を失うということは、大きな精神的ショックや恐怖による心の傷、または精神的外傷（トラウマ）を引き起こす体験です。一方で看取りを遂げた家族は、自分自身の強さを自覚し、上記のように他者との関係の大切さを強く感じます。そして残されたものとしてどうあるべきか、自分のアイデンティティを再構築する積極的な試みに向っていく機会を得ることができます[22]。

大岩医師は「在宅緩和ケアは、患者さんには、がん終末期というつらい状況にあっても一日一日を生きている実感を、家族には、介護をやりきったという充実感、かけがえのない最後の時間を存分に共有したという満足感をもたらし、その体験がその後の人生の大きな糧になるのです」[23] と言います。

看取りを終えた家族がひとまわり大きく見えるのは、そうした看取りをやりきった家族が成長した姿を見ているからだと考えます。

看取りとは立ち会った家族の人生観までも変えてしまう大切なもの。施設に入所したときから「死」について家族、施設全体で関わっていかなければならない。

研修後のアンケートより

■家族も「成仏」できるように

　ある法医学者は悲惨な死を遂げた死体を剖検し、その結果を家族に告げる際には、たとえば「最期はさほど苦しみを感じていなかったと思います」という説明をすることをとおして、「**家族が成仏できる**ことが大切である」と言いました。また、ある家族は「看取りをとおして、心が成仏した気持ちになりました」と著者に伝えてくれたことがありましたが[1]、穏やかな安寧のなかにいる様子がうかがわれました。

　このように家族の気持ちが変化していくために、最期のそのときが終わった後、いくつかの段階を私たちと家族と一緒にたどるとよいと考えます。

1) 一緒に家族と過ごせる時間を持つよう勧める

　在宅で高齢者が息を引き取った後、家族がすぐに医師や訪問看護ステーションに連絡してくることがあります。また訪問したら、すでに葬儀社の職員が来ていて、ずいぶん早い手回しに驚くこともあります。息を引き取った様子でも、まずは家族でゆっくりとお別れの時間をとっていただくことがよいと考えます。

　看取りという大きな仕事をやり終えたとき、長かった介護が終わったこと、看取りの日々を振り返る家族だけの時間を持ってよいことを、あらかじめ勧めておくこともよいと考えます。

2) 医師による死亡診断の場づくり

　高齢者本人の身なりを整え、ベッドをきれいにして、医師の診断をお願いします。在宅においては、テレビなどの日常のノイズは消していただき静かな環境にします。家族には全員そろっていただき、医師による死亡診断の場をつくります。それまでの家族と医師との関係性によっては、堅苦しくない進め方となることもありますが、一人の大切な命が終わったことを、家族にしっかりと確認していただくよい区切りの場になると考えます。医師からご家族にねぎらいの言葉をかけていただくとよいでしょう。

3) 家族と一緒に声をかける

　家族のなかには、息をひきとった高齢者にどう接していいのか、どう声をかけていいのか、ご本人との間に距離を置き、たどたどしい動作や不自然な様子を見せる場合があります。それまで、息もせず動かなくなったその人と接したことがないのですから無理もありません。

　こちらから家族をリードするように亡くなった高齢者の手をとりながら「おつかれさまでした」、「最期までごりっぱでしたね」、「みなさんの素敵なお父さまでしたね」と声をかけてあげるとよいでしょう。そうした姿を見て、家族はいつもと同じように接していいんだと気がつき、言葉が出るようになってきます。

4）死後のケア―エンゼルケア、エンゼルメイクを家族と一緒に行う

　在宅で介護をしていた家族は抵抗がないかもしれませんが、服を脱いだ姿はちょっと…という家族もいますので、無理に勧めることはありません。しかし、施設・居住系サービスでも、看護師、介護職員と一緒に死後のケアを家族と一緒にできるとよいと考えます。体を清拭したり、用意していただいた服を着ていただくなかで、家族は思い出を語り始めたり、笑い声を出したりするようになります。

　家族が選んだ服のなかには、男女ともに和服、シルクの花柄のワンピース、ハワイのムームー、つなぎの仕事着などなど、その高齢者の人生を象徴するような"いでたち（身ごしらえ）"があります。その服の由来を家族は思い出とともに語ってくれることもあります。

5）「お別れ会」に家族と一緒に集う

　生命倫理学研究者の橳島次郎氏は「地域包括ケアは、死んだあとのことまで『包括』するべきだ。…死の看取りでは、本人だけでなく家族のケアもだいじだ。葬送は、死んだ人だけでなく、残された者のためにもある営みだ」[24]と言います。

　それまで人の死を経験したことがない家族は、何からはじめたらよいのかほんとうに戸惑います。病院でしたら看護師は霊安室に交代で務めている葬儀社につないで、あとは家族らがその担当者と決めていくことになります。家族は何が起きたのか実感する暇もなく、葬送などの儀式の流れに任せることになりがちです。

　著者らは自施設内で「おわかれ会」、「見送りの会」を開いて、施設の職員や入居者の皆さんとお見送りをしています（p66、【"看取り"ドキュメンタリー】「私たちは決して見捨てない」）。家族と職員は、それまで培ったなじみの人間関係のなかで、それまでのお互いの苦労をねぎらうことができます。家族が危機的な状況に立たされる高齢者の死後のときこそ、家族への支えが必要ではないかと考えます。

　在宅で看取りが終わった後も、葬儀に参列させていただくことや、その後に訪問させていただき、家族をねぎらい家族の思いを聞かせていただけるとよいでしょう。

施設でのお別れ会　式次第（例）

（BGM　高齢者が好きだった音楽など）

1. 開式の言葉（葬儀社職員）
2. お別れのことば（職員代表）
3. ご家族よりお別れのことば
4. ご家族、職員、入居者と
　　そのご家族による献花式（BGM）
5. ご家族より　参列者にご挨拶
6. お花入れ　ご出棺
7. 閉式の言葉
8. ご出棺

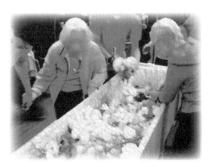

これまで何回もお見送りさせていただきましたが、決して同じお見送りはありません。本人が最期まで思い残すことがなく旅立つことができ、家族にも後悔ができるだけ残らない支援をさせていただけるよう、地域で頑張って行きたいと思います。

研修後アンケートより

■引用・文献一覧

1) 川上嘉明．穏やか逝く．環境新聞社．2009．
2) Elliott BA. Gessert CE. Peden-McAlpine C. Family decision-making in advanced dementia: narrative and ethics. Scand J Caring Sci. 2009; 23: 251-8.
3) Wallance CL. Family communication and decision making at the end of life: a literature review. Palliat Support Care. 2015; 13: 815-25.
4) Teno JM, Clarridge BR, Casey V, et al. Family perspectives on end-of-life care at the last place of care. JAMA. 2004;291: 88-93.
5) 安部公崇, 阿部路子, 金子惇, 他．在宅看取りを促進する要因と阻害する要因の検討：ケアマネジャーの視点からの質的研究．日本在宅医療連合学会誌．2023; 4: 1-8.
6) 大園康文, 福井小紀子, 川野英子．終末期がん患者の在宅療養継続を促進・阻害する出来事が死亡場所に与えた影響─経時的なパターンの分類化．Palliative Care Research. 2014; 9: 121-8.
7) 小山歌子, 若狭一美, 渡部和子, 他．特別豪雪地帯・無医地区で高齢者の在宅看取りを可能にする条件─看取り家族の語りから─．新潟医療福祉学会誌．2021;21: 9-18.
8) 喜多尚子, 中村順子．在宅で看取り実現に至った家族の思い─意思決定の背景に焦点をあてて─．秋田大学保健学専攻紀要．2021; 29: 1-12.
9) 三砂ちづる．死にゆく人のかたわらで ガンの夫を家で看取った二年二カ月．幻冬舎．2017．
10) Grisso T, Applebaum PS. Assessing competence to consent to treatment. Oxford University Press. 1998.
11) Alzheimer Scotland. Dementia: making decisions. 2012.
https://www.alzscot.org/sites/default/files/images/0000/5331/Dementia-Making-Decisions.pdf（2024年10月1日アクセス）
12) Karlawish JH, Quill T, Meier DE, et al. A consensus-based approach to providing palliative care to patients who lack decision-making capacity. Ann Intern Med, 1999; 130, 835-40.
13) 山本真理子, 伊藤美樹子．終末期高齢者に対する病棟看護師によるEnd-of-Life Care実践における家族支援のプロセス．日本看護科学会誌．2020; 40: 602-10.
14) Kayashima R, Braun KL. Barriers to good end-of-life care: a physician survey. Hawaii Med J. 2001; 60: 40-4.
15) Kissane DW, Hempton C. Conducting a family meeting. Oxford Textbook of Communication in Oncology and Palliative Care. 2017.
16) Lichtenthal WG, Kissane DW. The management of family conflict in palliative care. Prog Palliat Care. 2008; 16: 39-45.
17) 喜多尚子, 中村順子．在宅で看取りの実現に至った家族の思い─意思決定の背景に焦点をあてて─．秋田大学保健学専攻紀要．2021; 29: 1-12.
18) 木澤義之, 山本亮, 浜野淳編．これから起こること．いのちの終わりにどうかかわるか．医学書院．2017．
19) 長尾和宏．看取り時における点滴の必要性．日本医事新報．2016; 4800: 58．
20) 潤生園, うるる編集部．時田純追悼 人は人として存在するだけで尊い．社会福祉法人小田原福祉会．2013．
21) 佐野知美, 草島悦子, 白井由紀, 他．在宅終末期がん患者家族介護者の死別後の成長感と看取りに関する体験との関連．Palliative Care Research. 2014; 9: 140-50.
22) Wong WKT, Ussher J, Perz J. Strength through adversity: bereaved cancer carers' accounts of rewards and personal growth from caring. Palliat Support Care. 2009; 7: 187-96.
23) 大岩孝司．がんの最後は痛くない．文藝春秋．2010．
24) 棚島次郎．先端医療と向き合う．平凡社．2020．

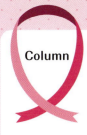

Column

【"看取り"ドキュメンタリー】
ケアの専門家はどのようにご利用者を看取るか：ホームホスピスでの看取り

人が生ききる日々に伴走する
― ホームホスピスの実践 ―

■認定NPO法人 神戸なごみの家
■理事長　松本 京子

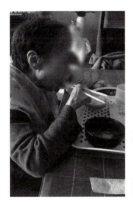

入院中は四肢拘束を受け、点滴をしていました。「点滴をやめて退院すれば余命1ヵ月ですよ」と言われ、なごみの家にやってきました。自分で食事ができるようになり、9年間暮らしました。

　超高齢社会を迎えたわが国では、医療や福祉の分野では近くなった死をどこで迎えるのか、自己決定を迫られる局面があり、戸惑う人もいます。

　私たちは、病気や障がいによって自立した生活が困難になった人がともに暮らすホームホスピスを始めて15年になりました。ホームとは、本拠地やホームグラウンドを意味し、住み慣れた町を示します。ホスピスとは死に逝く人の受け入れ先ではなく、ホスピタリティを意味します。1軒の家に5～6人が"とも暮らし"をして、看護や介護をはじめとする多職種が24時間365日その暮らしに伴走しています。

　私は開設当初、自宅で最期を迎えられない人のための看取りの家をつくろうと考えていましたが、すぐに自分の間違いに気づくこととなりました。

　私たちは、この地球上に生きる生物として死を免れることはできません。人間は豊かな感情を持ち、別れの悲しみから避けたいと思う気持ちは当然ですが、現代の進歩した医療をもってしても延命は幾分可能でも、叶えられることはありません。

　ホームホスピス神戸なごみの家（以下、"なごみ"と言います）でとも暮らしをした入居者は病名や余命に関係なく、他者との関係を構築し、助け合って生きる姿に教えられてきました。この尊い命を最期まで使い切って逝く姿に、現代につながる多くの学びを得てきました。

　ホームホスピスは、看取りを目的とした活動ではありません。滞在期間1日から10年と幅広く受け入れています。医学的な見解による予後予測をはるかに裏切って9年という歳月を共に暮らした人もいます。

　身体拘束や点滴を外して病院を退院するときに「ここを退院したら1カ月で死にますよ」という説明にも、家族は屈せずなごみの家に入居を希望し、迎えた80歳代の女性。なごみでは入居当日から椅子に座り、好きなものを手にとって口に運ぶ姿と、3日目には「もう私を閉じ込めないで」と訴え、お気に入りの服に着替え、椅子に座って笑顔を見せていました。

　要介護4、5であっても適切な支援があれば普通の暮らしを実現することができます。朝、窓を開け太陽の光をあびて起床し服に着替え、洗面所で洗面をして朝食。食後も口腔ケアをし、

座って排便をします。昼間は他の入居者と過ごし昼食を摂ったり、短い休息をとってともにリビングで笑ったり、小さな衝突を体験しながら夕食まで過ごします。この間、介助であってもトイレで排泄します。夜になるとそれぞれ自室に戻って就寝します。身体的にはそんな暮らしを支えるための在宅医療を受け普通に暮らしています。

なごみは小さなコミュニティです。社会の一員として、24時間の生活を営んでいます。この生活行動こそが生物である私たちの主体の存続をもたらしています。私たちの身体を構成する37兆個の細胞が一時も休みなく働き続け、命を保っています。集中的な医療を必要とする場面では在宅医の診断により一時的に入院する人もいます。しかし、必要な治療を終えればなごみに帰ってきます。なごみでは、がんであっても難病であっても、病名に関係なく24時間365日の固有の暮らしが尊重されます。

予後3ヵ月と診断された人が、認知症のおばあちゃんが食べられないと食事介助して助けます。人の食事に手を出しても「これ好きか？まだ手を付けてないからいいよ」と差し出します。そこには会話があり、笑顔があるのです。

苦労の多い人生であったとしても、自分の人生を笑顔で語る姿もあります。なごみで3年暮らした人が「僕はここで一番に死ぬと思っていたが、もう3人も看取ったよ。命ってわからないね。その日まで生きることだね」と語った言葉は忘れられません。

生命力が小さくなってくると次第に生活行動への支援は多くなりますが、人の認識は最期まで保たれています。身寄りのない人が希望を口にし、「元気なころに通っていた喫茶店のママさんに看取ってほしい」と聞けば、スタッフは交渉して1ヵ月近く毎日通ってくださり看取りに立ち会っていただきました。

予後1ヵ月と診断されても、毎日面会のスケジュールを自分で計画して連絡し、最期の日も縁側で日向ぼっこし、友人に会い、訪問入浴を受け、すべての予定を終えてベッドに入り人生を終えた人もいます。

最期まで生きて自らQOLを実現し、私たちはその姿に支えられ日々の暮らしに伴走しています。

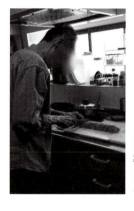

がんの術後、廃用症候群から胃ろう造設、要介護5となってなごみの家に来られました。暮らしのなかで生命力を奪還し、要介護2に。スルメをくわえながら、台所に立つまでになりました。

6章

「死」を認め、周死期を
先読みし、最期まで
「その人であること」を支える

6章

「死」を認め、周死期を先読みし、最期まで「その人であること」を支える

1 「死」を認められないから苦しくなる

　看取りにおいて、高齢者またはその家族が苦しむおおきな理由の一つは、「死を認められない」からだと考えます。**「死を認めたくない気持ち」と「苦痛の大きさ」は正比例の関係**にあります（図6-1）。本人が、死が近づいていることに抗うこともあるでしょうし、家族が1分1秒でも長く生きていて欲しいと思うこともあるでしょう。

　「生きていたいと思えば思うほど、死へ向かう苦痛が増加する。正比例で増加するんですね」[1)]

　「死の苦しみは、がんに原因があるんじゃなく、家族の『死んじゃダメ』という気持ちの強さとほぼ正比例している気がします」[2)]

と、在宅医は述べています。

　生きるために病気の治療を行う病院では、「死」を認めることが困難です。死を先送りするために闘わなければなりません。一方、暮らしの場では、人は「死」に至ることが容認されており、自然なこととして受け入れられやすいと言えます。**暮らしの場では死は敵ではなく（Death is no longer an enemy）、苦しいことではなくなり、むしろ前向きによりよい死を計画していくことができます。**これにより、暮らしの場での看取りは、高齢者の死を支える大きな力を持っていると言えるのです。

　「死は避けられない、しかし悪い死は避けることができる（Death is inevitable. A bad death is not.）」、よい看取りのためには、死は避けられないことを認めたうえで、最期までその人であるように生きられることを支えることが必要です。

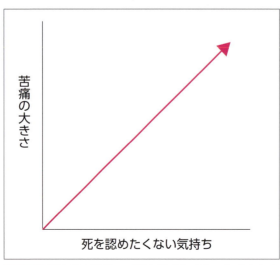

図6-1　看取りの時期の「死を認めたくない気持ち」と「苦痛の大きさ」は正比例の関係にある

看取りを終えたあとの家族の言葉
「父は、最期まで私たちの父でした」

ホームホスピスなごみの家

■ 看取りのはじまり：「延命」と「苦痛ばかりが増すことによる縮命」の分水嶺

　多くの人が高齢者の生命が危ぶまれると自覚するのは、「食べられなくなってくる」ことからではないでしょうか。通常、命を養い、楽しいことであるはずの「食べる」ことが、苦しそうに見えてきます。**食べることによる生存の効果より、苦しさの方がまさるように見えます。**

　ところが、その苦しさを押してでも、食べること、飲むことを進めている現実がないでしょうか。

　「僕の感覚で言わせてもらうなら治療の効果より苦痛が上回ったら、撤退したほうがいい。（中略）受けている治療が身体に効果をもたらしているとき、それほど大きな苦痛は生じないものです」[3]と萬田医師は言います。

　「治療」を「食べること」と読み替えてみると、「食べることの効果より苦痛が上回ったら、撤退した方がいい」となります。苦痛ばかりが増す分水嶺が見えたら、生存をめざすケアの引き際であることを考えてもよいのではないでしょうか（図 6-2）。

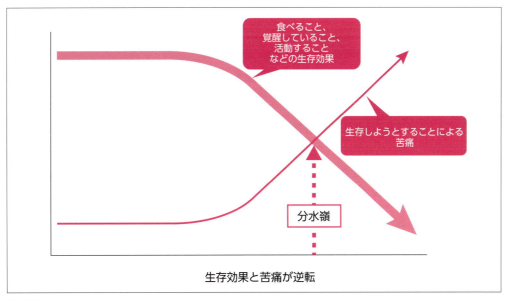

図 6-2 「生存効果」と「苦痛」の分水嶺を見極める

　臨死期に向かうにつれ、眠っていることが多くなり、**食べる量・飲む量が減っていきます。そのほうが本人はより安らかにいられるから、自然とそうなるのでしょう。**高齢者本人が自分の身体の声に忠実に反応している状態を、看取りでは尊重することが重要であると考えます。

2000人以上の死の現場を見てきた私は、自然に死んでいくことができれば、死は苦しいものではないことを知りました。
　死が苦しいのではなく、苦しくなるところまで生きられてしまう、生きさせられてしまうから、苦しいのです。

萬田緑平『家で死のう！』（三五館シンシャ）

■ 最期のそのときまで「その人である」ことを支える

　「看取る」という動詞は、「専門職が看取る」、「家族が看取る」といったように、ケアをする側が主語となります。そのため、看取りの主体や価値はケアを提供する側のことになりがちです。しかし、看取るなかでは一人ひとりの「高齢者」が主語となって、高齢者自身がその生を「最期まで生き切る」ことができるよう、高齢者が主役にならなければなりません。看取る側はその脇役にいて、生き切ることができるよう支えることが必要です。

　言語的な意思表示ができない赤ちゃんをケアするとき、その機嫌、泣き方やむずがり方を私たちは注意深く観察し、**「赤ちゃんが『最もよい状態』にある」ことを、おのずと目指します。**

　言語表示ができなくなった高齢者でも、嫌なことは嫌だと、その嫌なものを凝視したり、手で払おうとしたりして、自分で選びたい、決めたい、その思いや考えを相手に伝えようとシグナルを発しています。**私たちは赤ちゃんが嫌がることはしないのに、高齢者が嫌がっていても、そこから高齢者の選択とその意図を読み取ろうとしないのでしょうか。**

　「『"患者さんのため"というより、何もせずにはいられない、手は尽くしているのだ、という"介護する側の安心感のため"の治療』とまで言うと、少し言い過ぎかもしれませんが」[4]といったように、ケアする側のエクスキューズ（私はできる限りのことをしており、誰からも責められない）のために、高齢者が望んでいない「延命ケア」をしているということはないでしょうか。

　「死へと向かう旅路において、実はあなたにはすでに案内人がいることを知ってほしいのです。それはあなたの身体なのです。自分の身体をありのままに受け入れ、その身体が自分の世話をする方法を知っていると信じましょう。実際そうなのですから」[5]（Julie McFadden. Nothing to Fear）

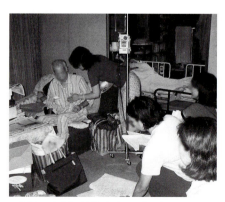

一人暮らし高齢者（末期がん）の最期に向けた話し合い

看取りがよい成果をあげることができたか、**本人にとって苦痛が少ない穏やかな看取りであったかは、高齢者本人に聞いてみなければ評価できません。**

しかし、
・私たちから見て本人はより安らかに過ごすことができたか
・残されたご家族に笑顔があったか
・最期のそのときまで「その人である」ことを支えられたのか
といった視点は、死に逝く多くの高齢者に共通した要求と考えます。

そして私たちが主語となりケアの力（ちから）で高齢者の命を看取ることのゴールは、**高齢者の意思を支え、「最もよい状態に高齢者を置く」**ように看取りを行うことにあると言えます。

看護する、ケアするという仕事
　自分自身はけっして感じたことのない他人の感情のただなかへ自己を投入する能力を、これほど必要とする仕事はほかに存在しないのである。
　There is nothing in this world, which requires so much power of throwing yourself into others' feelings which you have never felt.

F. ナイチンゲール『看護覚え書（第 8 版）』（現代社）

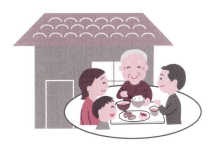

■引用・文献一覧
1）新田國夫．安心して自宅で死ぬための 5 つの準備．主婦の友社．2012．
2）近藤誠，萬田緑平．世界一ラクな「がん治療」．小学館．2016．
3）萬田緑平．穏やかな死に医療はいらない．朝日新書．2013．
4）大岩孝司．がんの最後は痛くない．文藝春秋．2010．
5）Julie McFadden. Nothing to Fear: Demystifying Death to Live More Fully. TarcherPerigee. 2024.

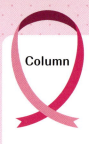

Column

【"看取り"ドキュメンタリー】
ケアの専門家は在宅でどのように家族を看取ったか：夫を看取る

夫が望んだ自然死への過程

■ナイチンゲール看護研究所
■所長　金井　一薫

　私の夫は、60歳の頃、夜中に腹部の激痛に見舞われ、タクシーで救急外来を受診したことがありました。そのとき、タクシーの運転手さんに容態を聞かれ「お腹に激痛があって……」と言うと、「それは尿路結石ではないですか」と見事な判断。ハッとしましたが、反面、命に別状はなさそうだと安心しました。そしてそのとおり、尿路結石だったのです。そして無事に尿と共に石が排出されて事なきを得ました。その後、2回ほど同じ症状に苦しみましたが、その都度石が流れて元気を取り戻しました。夫は「僕の腎臓は石製造器だなあ」と冗談を言って笑い飛ばしていました。それ以来、70歳代後半になるまで何事もなく、元気に仕事に励み、毎年夏には好きな山登りを続けました。またこの間には、夫婦で国内旅行だけでなく、ニュージーランドや英国にも旅行して、多くの楽しい思い出をつくりました。

　それが、77歳の夏頃になって血尿が出たり、頻尿気味になったり、背部痛に悩まされるなど、腎機能障害の症状が出始めました。当時のかかりつけ医の紹介で泌尿器科専門のクリニックを受診してCTスキャンの検査を受けました。「右腎臓に2センチの結石があるが、このまま様子をみる」という診断でした。夫も納得し、そのときから腎臓に結石を抱えながら生活するというスタイルをとることになりましたが、しばしば血尿があり、その都度、塩粒大の石が出るなどの症状が続きました。

　2年ほど経った2016年12月のある日の早朝、左右下腹部痛に耐えられず、タクシーで近くの国立病院救急部に緊急受診する事態となりました。救急外来の医師の診断で、急性腎不全が進んでいるので早急に緊急処置が必要とのこと。そのまま救急車が手配され、市内の大学病院に搬送されました。大学病院では、経尿道的・尿管ステント留置術（右尿管）が施行されましたが、術後は不思議なくらいに症状が消えて楽になり、ステントを除去するまでの3ヵ月間は普通に暮らすことができました。

　挿入されているステントと右腎臓にある結石除去術を受けなければなりません。救急で受診した国立病院の泌尿器科の医師を紹介されましたので受診したところ、「腎性貧血」がみられるので、術前検査として腸管内出血の有無を検査する必要があり、それには口と肛門から内視鏡を挿入して調べるという方針を伺いました。夫はそのとき考えました。高齢の身でそこまでの検査は受けたくない、もっと穏便な方法はないかと。すると担当医は「それなら別の病院に行きなさい」とおっしゃるのです。それで病院を変える決心をし、ステントを入れてくださっ

た大学病院の担当医を再び訪ねました。そしてその医師が次に紹介してくださった"石取り名人"と呼ばれる医師がいるという病院を受診し直したのです。石取り名人医師からは「赤血球数、血色素量、ヘマトクリット値は平均値より低いが、他の数値と重ね合わせると全体として平衡がとれており問題ない」との説明がありました。こういう医師の存在は有難いと心底思いました。そして安心して手術に臨んだのです。

ステントの有効期限ギリギリの3ヵ月が経った2017年2月20日を選び、手術を受けました。手術は全身麻酔であっけなく1時間で終了し、元気に病室に戻ってきました。結局、右尿管結石と右腎臓結石、合計米粒大の結石4個が摘出されました。しかし左の腎臓はすでに機能不全に陥っており、その機能は10％しか残っていないという結果でした。

そのときから、今度は身体に腎機能不全を抱えながら生活するという生き方が、新たに始まったのですが、夫は毅然とした方針を持っていました。それは、1．腎不全が進行しても人工透析は受けたくない、2．終末期を迎えたときには延命目的の治療は固く辞退したい、という方針です。特に2番目の思いは文章にして印刷し、私や子供たち、会社の社員にも伝え、意思を表した紙は、常時「お薬手帳」に挟んで持っていました。ですから私たち家族は皆、夫の気持ちは十分に理解していたのです。

その後の日常は、ときに大きな変化もなく、また緊急事態に陥ることもなく経過しました。

体調管理は、毎月1回、定期的に「かかりつけ医」を訪ねてお願いしていました。ただ、この「かかりつけ医」の問題は大きいと思います。長年診ていただいていた近所の親しい医師が、思いがけず廃業してしまい、その医師の配

慮で別の医師に引き継がれたのですが、その医師には夫が希望する終末期ケアについて話しても、明確な同意が得られず不安がありました。そこで在宅診療を引き受けてくださる評判の良い医師を探すことにしました。そして安心して最期をお願いできるクリニックを見つけて変更したのです。

その頃の夫は、「とにかく歩かないと筋肉が弱るから」といって、毎日のウォーキングを怠りませんでした。会社に出勤するのに、最寄り駅から会社までバスに乗らずに歩くとか、休みの日には必ず近所を散歩するなど、万歩計を持って出かけ、今日は何千歩歩いたと言っては満足そうでした。歩くときは転ぶと怖いからと杖を携えていましたが、次第に不安定になると2本杖を使うようになりました。日常動作はすべて自分自身で行えるのですが、やはり食が細くなってきたことと、歩行が不安定になってきたことが心配でした。

階段の上り下りが怖いし、もう体力がないからと、会社に出勤することを止めて自宅で仕事をするようになるのと同時期に、毎年欠かさず夏を過ごした志賀高原のロッジ暮らしも諦め、さらに好きだった運転も免許の切り替え時を待って止めたのは、2021年秋のことでした。

腎不全の兆候は、すでに出始めていました。かかりつけのクリニックでの血液検査によれば、クレアチニン値の異常が目立ちました。2021年末には、2.75、2022年の6月には、3.28、同年8月には、3.66と急上昇していました。医師からは、いつ、何があってもおかしくないと言われました。食事制限の指導もありましたが、夫は検査値には気を留めず、症状が出たら考えるという具合で、制限のない通常の生活を送っていました。でも、高血圧、全身の掻痒感、

疲労感、食思減退、足のツッパリ、不眠などの症状は常時あったのです。医師から処方された薬はそれなりに飲んでいました。とにかく1日1日を淡々と送ることを心掛けていたようですが、きわめて慎重になっていたとは思います。毎日の楽しみは読書で、アマゾンから取り寄せた本が、毎日のように届きました。

こうした日々のなかで、私には夫に相談せずに進めた計画がありました。それは夫の歩行がおぼつかなくなり、体力がなくなり、食事量も減ってきている現実をふまえて、介護保険の申請に踏み切ったことです。申請は2022年の5月でした。

介護保険の申請が通って、介護保険証が届きましたが、「要介護1」でした。サービスは2022年7月から開始となり、屋外と家庭内の歩行に使う歩行器をお願いしましたが、夫は納得していませんでした。まだ自分は福祉のお世話になる状態ではないと思っていたようで、歩行器は全く使いませんでした。プライドが許さなかったのだと思います。

私は車の運転ができなくなった夫のために、また気分転換のために、毎月1回のドライブ旅行を計画しました。2泊3日の旅行ですが、箱根、鬼怒川、蓼科、軽井沢、山中湖といった、自宅から2〜3時間のドライブで行けるコースを選んでいました。体調を考えながらのドライブでしたが、どこに行っても景色を楽しむことができたことが何よりでした。

2023年の秋、紅葉を見に、いつものように2泊3日のドライブ旅行に出かけました。このときは車から降りて歩くのが辛いと言い、また心臓が苦しいと言って、ホテルからの外出時にはほとんど歩きませんでした。それでも2

泊3日の旅を無事に終えて、早めに帰宅したのは10月14日土曜日のお昼過ぎでした。

とにかく疲れたから横になると言ってベッドで休んでいましたが、目が覚めてみると、すでに呼吸困難、呼吸苦、発熱があり、酸素飽和度は70〜80で危篤状態でした。意識はしっかりしていましたので「救急車は呼ばない。それでいいのね?」と問うと「うん」という返事。しかしその日は土曜日でクリニックはすでに休診となっています。月曜日までに急変したら、医師に診断書を書いてもらえないという考えが頭をよぎりました。近くに住む長女が駆けつけてくれましたから、二人で相談して引き受けてくれる救急外来を探そうということになりました。電話で発熱があることを伝えると「発熱外来は終了しました」と、あっさり断られます。それでも「5時過ぎでしたら、いつでも受け付けます」という救急外来を見つけましたが、夫は自力では歩けないし、搬送はストレッチャーがなければ難しい状況でしたから、家族が搬送するのは諦めました。それに夫は「病院には行かない」と言うのですから、選択肢はありませんでした。家での看取りを決意したのはそのときです。

土・日と2夜を過ごすことには大きな不安がありましたが、駆けつけてくれた医師である二人の娘たちの判断は有難かったです。日曜日には、熱：38.4℃、脈拍：96、血圧：178-95、酸素飽和度は81でしたが、娘たちの判断では「これは肺炎ではないと思う」とのことでした。もし肺炎なら治療すれば治癒の可能性があるけれど、肺水腫の疑いだから、お父さんが希望するように過剰な治療はしない方がよいだろうとの見解でした。この判断に納得しながら、苦しそうな呼吸に喘ぐ夫を、祈るようにただ見守っ

ていました。

　待ちに待った月曜日の朝9時少し前。クリニックに電話してかかりつけ医の往診をお願いしようとしました。そのときに電話に出た看護師からは「今すぐ救急車を呼んで病院に行ってください」と強い口調で言われました。それでも医師につないでほしいとお願いして、担当の医師と話すことができました。医師は午前の外来が終了するとすぐに駆け付けてくださり、レントゲン撮影がベッド上で行われました。結果、肺水腫があり、心肥大も見られるとのこと。そして「ご本人が希望していたことでもあり、点滴なし、薬なしでいきますね。よろしいですか？　ただ酸素吸入だけは必要でしょう。水分は摂るように」という指示でした。日頃、伝えていた自分の方針を尊重してくださった医師の判断に、夫は心から同意し、同時に覚悟したようでした。その日のうちに酸素吸入器が入り、酸素1リットルで吸入が開始されました。酸素飽和度は、91に上昇しました。

　私はすぐにケアマネさんに連絡し、介護保険の変更と訪問看護・介護の要請をしました。2022年に「要介護1」で始まった介護度ですが、2023年の再審査では「要支援2」に下がっていました。幸いすぐに市役所から担当者がきてくださり、「要介護5」に変更になりました。福祉機器も使えますから、最新の電動ベッドと車椅子、そしてトイレの手すりをお願いしました。そして訪問看護が週2回、訪問介護は毎日3回というサービスを受けることが可能となりました。迅速にサービスを受けることができて、本当に助かりました。

　闘病5日目に入ると、血液検査の結果が出ました。クレアチニン値は8.5、尿素窒素は110というとても高い値でした。しかしなん

と肺水腫は改善されていました。翌日には酸素飽和度は94になり、呼吸も楽になっていました。さらに不思議なことに全身から水分が抜け、倒れる前までくるぶしから足背にかけてあった浮腫がきれいに消えてしまいましたし、冷え性でいつも足が冷たかったのに、足に血液が巡り温かくなっていました。尿もよく出ています。身体は体内のバランス維持に向けて調整を始めたかのようでした。

　呼吸が整うと、排便時には必ず、無理をしてでも杖を使ったり、ときにはキャスター付きの椅子の背を押して、自力でトイレに行くようになりました。尿失禁があるためオムツをしていましたが、それでも自分でオムツを外してトイレで排泄をすることにこだわっていました。トイレが部屋から近かったことが幸いしましたが、排泄後には疲労困憊してトイレの前で寝込んでしまいます。それでも最期まで自分の力を使って生きようとする強い意思を感じました。2週間後、排便感がなくなってからは、排尿はオムツにするようになりました。ヘルパーさんが毎日3回の訪問で、全身をきれいに清拭してくださるお陰で、身体は本当にきれいでしたし、ケアしていただいた後は、必ず仰臥位でぐっすり眠ることができていました。

　訪問看護師さんは週2回の訪問で、オムツ交換や寝衣交換だけでなく、手浴、足浴、それに洗髪や爪切り、散髪まで、丁寧にしてくださり、信頼関係を築くことができました。

　体位変換は自分の力で行っていました。横向きになって両手でベッド柵につかまり、力をため込んで一気に上半身を起こし、それから両足をベッドの下にさげて座る姿勢をとります。足底部が床に着きますから、足を床にトントンと着ける足踏み運動をしていました。痩せてしま

った身体のどこからそんなエネルギーが沸くのかと、人体の不思議を感じました。夫は「寝ていると疲れるから、こうして起きていると楽なんだ」と言っていましたが、次第にその体力もなくなっていきました。

倒れてから、軽い嘔気があって経口摂取は殆ど不可能でした。アイスクリームを少し食べたり、果物を絞ったジュースを口にしたりはしましたが、基本的に飲んだのは水、それも冷たい水でした。ベッドの横においてある水筒の水を自力で起き上がって飲み、「うまい」と言うのが日課となっていましたが、次第に飲み込めなくなり、寝巻きにこぼすようになると、その後は全く受け付けなくなりました。体重は日ごとにどんどん減少し、闘病1カ月を過ぎた頃に甥が抱きかかえて体重を測ったときには、BMIは13しかありませんでした。最期の4日間は口からの水分は全く入っていません。

それでも意識は最期まではっきりしていて、目に力が宿っていました。音のない、光を抑えた静かな環境を好みました。闘病中には子どもたちや孫たちが頻繁に訪れてくれ、賑やかに手を握ってはお別れを言い、お友だちや弟や社員たちにも会いました。可愛がっていた猫には、時々抱きしめて話しかけてもいました。私とは二人きりになる時間がたっぷりとありましたか

ら、想い出話をよくしました。「苦労かけます。ありがとう」という言葉を何回も聴きました。

ニューヨークに住んでいる夫の兄に連絡すると、電話で「点滴もしないのか？　やれることは何でもしたほうがいい」という強いメッセージがありました。その話を夫にして「お兄さんには叱られたけど、これで良かったのね？」と問うと「ありがとう。感謝してる」という返事が返ってきました。その兄には、夫の今を納得してもらうために、寝ている姿を写真に撮って送りました。すると「仏教に帰依したのか？　仏様のようだね。子どもの頃から意志が強い子だったけど、最期まで意思を貫き通しているんだ。僕には到底真似できないよ」という返事がメールで返ってきました。それを読んで、私の心は穏やかになりました。

息子は遠方に住んでいますが、時々休暇をとって泊まりにきてくれました。夜は私が一人で看ていますから、長引くと疲労が溜まるのを心配してくれているようでした。幸い、最期の日も息子が泊まっていました。

2023年11月20日の未明、夫はいつものように横向きになり、そのまま静かに眠りながら息を引き取りました。誕生日まであと6日、満85歳の生涯でした。　■

エピローグ

　世界の人口は増加しており、2080年代半ばには103億人のピークに達する見込みだそうです（世界人口推計 - 国立社会保障・人口問題研究所）。
　そこで、こんな質問はいかがでしょうか。
　「人口が増えると、地球の重さが増える。正しいか間違いか」
　答えは、「間違い」です。
　「人が生まれて成長するためには、肉体を構成する物質が欠かせないが、その供給源は食物となる動植物であり、植物は土壌や水中、大気から必要な物質を取り込んでいる」[1]のであって、私たちは地球上の物質を物質循環（下図）の中で取り込んでおり、私たちの肉体は地球上の物質からできています。
　つまり人間も自然の一部であり、人は意識的に作られていない、「自然の結節点みたいなものが『人』。やがてほどける」（養老孟司）ということです。地球上の物質（食物や水、空気など）を取り込み、生物としての内部環境を維持することができなくなれば死に至ります。人の限界寿命は120年と言われますから、誕生してから120年以内には必ず「ほどける」、つまり死に至り地球の物質に戻るということになります。
　看護やケアは、「無意識」のうち作られ生存している生命を大切にし、その生命を養うための（合

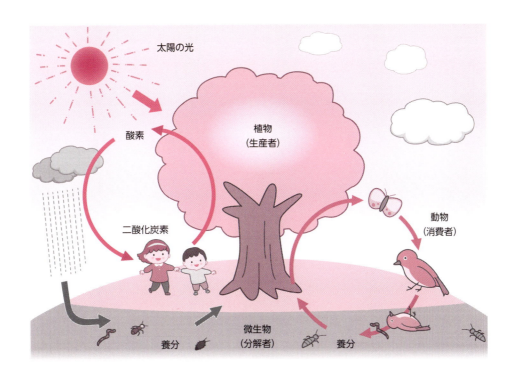

理的な）ケアシステムと言える「生活」を大切にします。生活とは、「自らの認識に基づいて自然的
外界、社会的外界と相互浸透することにより生きている過程」[2] と定義できます。実際に我々は「呼
吸し、食事をし、排泄をして、睡眠をとり、運動（労働）をするという、日々の生活のくりかえしを
続けていくことで、生きている（生きていける）」のです。

　看取りは、死に向かっていく身体の声を言語的に、または非言語的にあらゆる方法で表現する高齢
者の生命と向きあうことです。その生命の変化の過程を受け入れ、本人の認識、生活のあり方、家族
を含む社会に働きかけることにより、高齢者本人を「最もよい状態に置く」ことをめざします。

　こうして生命の変化に応じ「本人の生命力の消耗を最小限」にして終えられた死の過程（Dying）
と死（Death）により、残された家族の納得と安堵を得ることができます。

　家族は、

「最高の最期でした」

「いいお別れができました」

「私も、母のように逝きたい」

とそれぞれに感想を述べ、自らの最期にも思いを巡らすようになります。

　「看取りは、自分の死を迎える準備のためにある」とも言えます。死に逝く高齢者のあとに残され
る家族、また私たちが多くのメッセージを受け取ることができるよう、**最期のそのときまで「その人
である」ことを支える**看取りがますます重要となっているのではないでしょうか。

■引用・文献一覧
1）松井孝典. 宇宙生命, そして「人間圏」. ワック. 2005.
2）瀬江千史, 本田克也, 小田康友, 他. 医学教育概論（2）. 現代社. 2007.

著者プロフィール

川上 嘉明（かわかみ　よしあき）

東京有明医療大学 看護学部・看護学研究科 教授
看護師　社会福祉士　介護支援専門員
千葉大学大学院看護学研究科博士後期課程修了　看護学博士

病院看護師、訪問看護師、在宅介護支援センター長、特別養護老人ホーム施設長
として、約20年の臨床経験を積み、現在は東京有明医療大学看護学部で、老年看
護学を中心に教鞭をとる。

著書『自然死を創る終末期ケア～高齢者の最期を地域で看取る』（現代社）2008年
　　『穏やかに逝く～介護で支える自然な死』（環境新聞社）2009年
　　『はじめてでも怖くない　自然死の看取りケア』（メディカ出版）2014年
　　『家で死んでもいいんだよ～高齢者を家で看取るための「お別れプロジェクト」』
　　（法研）2018年

看取り　最期まで「その人である」ことを支える
－在宅や地域で高齢者の"周死期"を先読みする

2024年12月1日発行　第1版第1刷

著　者　川上 嘉明

発行者　長谷川 翔

発行所　株式会社メディカ出版
　　　　〒532-8588
　　　　大阪市淀川区宮原3-4-30
　　　　ニッセイ新大阪ビル16F
　　　　https://www.medica.co.jp/

編集担当　佐藤いくよ
装幀・組版　株式会社アクティナワークス
本文イラスト　株式会社アクティナワークス
印刷・製本　日経印刷株式会社

© Yoshiaki KAWAKAMI, 2024

本書の複製権・翻訳権・翻案権・上映権・譲渡権・公衆送信権（送信可能化権を含む）は、（株）メディカ出版が
保有します。

ISBN978-4-8404-8754-2　　　　　　　　　　　　　　　Printed and bound in Japan

当社出版物に関する各種お問い合わせ先（受付時間：平日9：00～17：00）
●編集内容については、編集局 06-6398-5048
●ご注文・不良品（乱丁・落丁）については、お客様センター 0120-276-115